常见神经系统危急信号
识别与护理应对

主　审　纪玉桂

主　编　周秀红　邓瑛瑛

天津出版传媒集团

天津科技翻译出版有限公司

图书在版编目（CIP）数据

常见神经系统危急信号识别与护理应对 / 周秀红，邓瑛瑛主编. —天津: 天津科技翻译出版有限公司，2023.7

ISBN 978-7-5433-4366-5

Ⅰ. ①常… Ⅱ. ①周… ②邓… Ⅲ. ①神经系统疾病—诊疗 ②神经系统疾病—护理 Ⅳ. ①R741 ②R473.74

中国国家版本馆 CIP 数据核字 (2023) 第 096597 号

常见神经系统危急信号识别与护理应对
CHANGJIAN SHENJING XITONG WEIJI XINHAO SHIBIE YU HULI YINGDUI

出　　　版：天津科技翻译出版有限公司
出 版 人：刘子媛
地　　　址：天津市南开区白堤路 244 号
邮政编码：300192
电　　　话：(022) 87894896
传　　　真：(022) 87893237
网　　　址：www.tsttpc.com
印　　　刷：天津旭非印刷有限公司
发　　　行：全国新华书店
版本记录：787mm×1092mm　16 开本　10.25 印张　200 千字
　　　　　2023 年 7 月第 1 版　2023 年 7 月第 1 次印刷
定　　　价：69.00 元

内容简介

　　本书整合了神经系统常见的辅助检查方法及检查结果的快速判断，有助于指导护理人员结合患者的症状、体征、辅助检查结果综合评价患者病情，同时为医生治疗决策提供客观真实的参考信息，及时干预，避免延误患者病情，从而提升诊疗效果。

　　在章节安排上，本书按照症状、体征和辅助检查的顺序，分为3个章节：危急症状、危急体征和辅助检查。在内容的编写上，本书力求做到既突出神经科护理学的专业特点，又尽量避免与其他教材、工具书的内容交叉和重复。每小节内容按照危急信号定义、评估、应急处理与观察护理3个部分进行详细阐述，将基础护理与专科护理相结合，帮助读者从识记、理解和运用3个层面了解神经科专科护理的重点内容。

　　总体而言，本书紧扣神经科危急信号识别与护理应对，高度结合神经科专科临床实践与学科研究动态，符合神经科专科护士培养目标的要求，适合神经科护理人员参考阅读。

编委名单

主　审　纪玉桂
主　编　周秀红　邓瑛瑛
副主编　梁素娟　李向芝　萧蕊英
编　委（按姓氏笔画排序）

　　　　王丽君　深圳市龙岗区第三人民医院
　　　　王娅敏　中山大学附属第一医院
　　　　王海英　广东省创新科技职业学院
　　　　邓瑛瑛　南方医科大学南方医院
　　　　田杏音　广州市第一人民医院
　　　　邝倩雯　东莞市人民医院
　　　　成红梅　中国人民解放军南部战区总医院
　　　　朱利丹　广州市第一人民医院
　　　　朱颖洁　广州市第一人民医院
　　　　任　英　南方医科大学南方医院
　　　　刘　帆　中国人民解放军南部战区总医院
　　　　闫大为　深圳市第二人民医院
　　　　严凌燕　中山大学附属第一医院
　　　　李向芝　中山大学附属第一医院
　　　　来立红　广州市第一人民医院
　　　　吴　颖　深圳市龙岗区第三人民医院
　　　　张伟珍　深圳市龙岗中心医院
　　　　张姬平　广州市第一人民医院
　　　　陈冰清　南方医科大学珠江医院
　　　　易招娣　广州市第一人民医院
　　　　罗　青　中国人民解放军南部战区总医院

周　媛　深圳市龙岗中心医院
周远远　广州市第一人民医院
周秀红　深圳市龙岗区第三人民医院
胡丽君　中山大学附属第一医院
聂玉平　中国人民解放军南部战区总医院
郭新影　广州市第一人民医院
唐志文　中国人民解放军南部战区总医院
黄羽桃　深圳市中西医结合医院
萧蕊英　广州市第一人民医院
梁素娟　南方医科大学珠江医院
彭　聪　中国人民解放军南部战区总医院
雷金花　深圳市龙岗区第三人民医院
蔡莹莹　广州市第一人民医院

序一

　　人类在进步，医学在发展。许多专科领域的疾病已经完全可以运用现代医学科学技术诊断进行精准治疗，大部分需要医学手段干预的疾病甚至能够完全治愈，而神经系统疾病目前尚有未被攻克的领域。

　　神经系统疾病的治疗周期长、并发症多、医疗费用高、治疗效果不一，对神经科医护人员专业素养要求极高。神经系统疾病导致的功能障碍会影响患者日常生活，尤其是生活完全不能自理、瘫痪在床的患者，给其家庭和社会均带来沉重的负担。神经重症的救治目标是降低患者的死亡率和残疾率，因此，早期病情监测、脑保护是神经科医护人员关注的重点，如何早期评估、识别患者病情变化的信号，及时干预，避免给患者造成不可逆的伤害，更多的是依靠专业的神经科护理人员来实现，可以说是"一分治疗，九分护理"。

　　《常见神经系统危急信号识别与护理应对》从护士的角度来编写，有助于护理人员快速识别危急信号，内容涵盖了神经系统常见的危急症状和体征，整合了常见的神经系统辅助检查异常结果判断，帮助护士系统研读和学习，是一本实用性很强的专业指导书。

　　21 世纪被誉为"脑时代"，随着中国"脑计划"的推进，中国的神经科学取得了举世瞩目的成就。然而，面对错综复杂的外部环境和人口老龄化加剧的现状，中国的神经科学研究仍然面临挑战，神经科医护人员仍然需要不断开展科学研究和临床实践，总结经验，提升专业能力和水平。期待广大神经科护理人员以此书为契机，不断钻研，总结适合我国国情的护理新思路、新方法，更好地为患者服务。

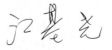

上海交通大学医学院附属仁济医院首席专家

上海市颅脑创伤研究所所长

2023 年 1 月

序二

脑是地球进化的最高结晶，了解大脑、学习大脑、保护大脑是人类最难、最伟大的目标。

神经系统疾病演变复杂、处理棘手。神经科医护人员要及时发现和甄别患者的病情变化，进而做出正确处置，这并不是一件轻松容易的事情，需要神经科医护人员具备非常高的专业素质，更需要长期的临床实践和积累。

护理工作是整个医疗卫生工作的重要组成部分，神经科护理人员的专业素质高低决定了其能否协调医生、护士、患者三者的关系，尤其是能否准确、及时观察并报告患者病情，这直接影响着医疗质量。本书分为临床危急症状、危急体征，以及神经系统常见的辅助检查异常结果判断，将海量零散的专业知识进行了高度提炼，又融入编者多年临床护理实战经验，总结了神经系统常见的 26 种危急信号识别与护理应对，让护理人员轻松学习神经科护理专业知识和技能，快速入门，是一本非常实用的专业指导书。

岁月不负有心人，我非常荣幸能为拼搏在一线的神经重症的同道们推荐此书。企盼此书早日面世，造福更多的患者！

南方医科大学南方医院
脑病研究院常务副院长、神经外科和大外科主任
2023 年 1 月

目　录

第 1 章 | 危急症状

第一节　抽搐识别与护理应对

抽搐是指一块或一组肌肉非自主性而快速地抽动或强烈收缩，常可引起关节运动和强直，甚至伴有不同程度的意识障碍及其他表现。

一、抽搐的危险信号

☑ **要点**

骨骼肌痉挛、抽动、意识改变

（一）类型

1. 全身性抽搐：全身性抽搐以全身骨骼肌痉挛为主要表现，典型者表现为癫痫大发作，其症状为患者突然意识模糊或意识丧失，可发出尖叫声，出现全身强直、呼吸急促或暂停、面色发绀，继而四肢发生阵挛性抽搐，呼吸不规则，可有大小便失禁。发作约 30s 自行停止，停止后不久，患者意识恢复，醒后有头痛、全身乏力、肌肉酸痛等症状（内容详见第 1 章第二节）。

2. 局限性抽搐：局限性抽搐以身体某一局部连续性肌肉收缩为主要表现，大多见于口角、眼睑、手足等。手足搐搦症表现为间歇性双侧强直性肌痉挛，可以双侧上肢手部同时痉挛为鉴别。

（1）痉挛：痉挛是一种中枢神经系统受损后出现的肌肉张力异常增高的综合征，是由牵张反射兴奋性增高所致，以速度依赖性的牵张反射亢进为特征的一种运动功能障碍。肌肉的伸缩是由脑和脊髓控制的，正常状态下，肌肉出于自我保护，会不断通过脊髓向大脑发出信号，以防止被过多拉伸。当脑或者脊髓出现病变后，肌肉向中枢发出的信号难以得到正确的反馈，这时，脊髓出于保护肌肉，会发出信号使肌肉保持收缩，保持收缩的肌肉会把任何伸展的动作都当作伤害，从而通过收缩来抗拒伸展，于是就发生痉挛。具体表现为个别肌肉或者肌群不受意识支配的收缩，持续时间较长，可伴有节律性运动或疼痛感，患者一般意识清楚，反应灵敏。

（2）抽动：反复出现的不规则活动，如挤眼、皱眉、仰颈和提肩，喉部发出怪声，可伴有特殊的语言和行为异常。具体机制尚未明确，可能与遗传因素及神经生化因素相关。抽动的主要病理部位位于纹状体多巴胺系统靶细胞膜受体，是由多巴胺活动过度或突触后多巴胺受体超敏所致。另外，5-羟色胺、乙酰胆碱及 γ-氨基丁酸等神经递质失调也可能与抽动的发生相关。

抽搐诱因见图 1-1。

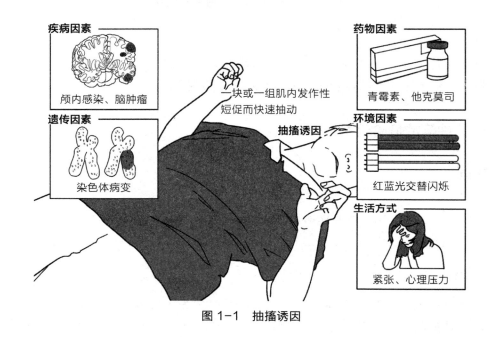

图 1-1　抽搐诱因

（二）病因

1. 颅脑疾病：包括颅内感染，例如，脑炎、脑膜炎、脑脓肿；颅脑外伤；颅脑肿瘤，包括继发性的和原发性的颅内肿瘤；颅内血管疾病，主要包括脑出血、蛛网膜下隙出血。

2. 严重感染：常见的有中毒性菌痢，狂犬病、破伤风也会引起抽搐。

3. 中毒性疾病：常见的有急性杀鼠剂、有机磷中毒。此外，肝性脑病、尿毒症也可导致抽搐。

4. 代谢障碍性疾病：如低血糖、低血钙、低血镁等。

5. 心血管疾病：如高血压脑病、阿-斯综合征等。

6. 其他：其他系统性疾病或者疾病状态也可能导致抽搐发作，如急性发热、电解质紊乱、缺氧等。

7. 遗传因素：所涉及的遗传方式包括常染色体显性遗传（如儿童失神癫痫）、常染色体隐性遗传（如特发性婴儿痉挛症及其他遗传方式）。

8. 药物因素。

9. 环境因素：声光刺激、睡眠剥夺等。

10. 生活方式：紧张和心理压力有时可以导致暂时性的抽搐，脱离压力环境后可缓解，一般属于正常表现。

二、应急处理

 要点

规范体位、保持呼吸道通畅、药物治疗

（一）体位管理

1. 使患者处于平卧位，解开衣领，将其头偏向一侧，面部稍向下，使口中异物流出，防止吸入呼吸道引起肺炎。

2. 不可强行按压患者，移除周围的障碍物和尖锐危险物品以防止意外伤害。在患者肢体关节下方垫上软枕，安装床档，必要时对其进行肢体约束，预防跌倒坠床、拔管等意外发生。

（二）呼吸道管理

1. 给予患者中 – 高流量吸氧，准备好负压吸引器，随时吸引出分泌物，保持呼吸道通畅。

2. 在患者口腔一侧上下磨牙之间塞入包裹纱块的压舌板，防止咬伤舌和颊部。如果患者牙关紧闭，则不可强行塞入压舌板，以免造成患者受伤。避免用手指掐压人中、合谷等穴位。

3. 患者出现呕吐时，要及时清理呕吐物，鼻饲者停止鼻饲并给予胃肠减压，减少反流及误吸。

4. 当患者出现强直时，不可以进行人工呼吸。因为发作时，患者的呼吸肌、腹肌强直，会出现呼吸暂停、面部口唇发绀，容易导致异物进入呼吸道使其发生窒息。

5. 如果患者出现窒息或者呼吸停止，则需要行气管插管，呼吸机辅助通气治疗。

（三）药物治疗

评估患者的生命体征，建立静脉通路，纠正低血糖、低血钙。必要时可应用镇静或麻醉药物控制抽搐发作，如苯二氮䓬类镇静药（劳拉西泮、地西泮、咪达唑仑）

和丙泊酚等，并根据具体情况应用抗癫痫药等。

（四）癫痫发作

参照第 1 章第二节处理。

三、观察与护理

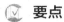 **要点**

严密观察病情、对症护理、并发症护理观察、用药观察

（一）病情观察

1. 认真观察并记录患者抽搐的类型、时间、开始部位、顺序、是否有意识丧失、特殊发作类型（幻觉、精神异常、语言障碍）以及伴随症状（大小便失禁、血压升高、呼吸困难、口吐白沫、深浅反射消失）等（图 1-2 和图 1-3）。

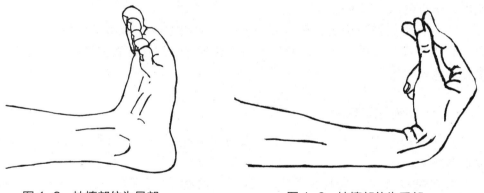

图 1-2　抽搐部位为足部　　　　　图 1-3　抽搐部位为手部

2. 抽搐发作后注意观察患者的全身情况及局部改变。

3. 相关检查

（1）血、尿常规及病原体检查：判断是否存在感染性疾病。

（2）血糖、血酮体及尿酮体检查：判断是否存在血糖异常或糖尿病。此外，可行肝肾功能检查，判断是否存在肝肾代谢异常。

（3）甲状腺功能检查：判断是否存在甲状腺功能异常，如甲状腺功能亢进症、甲状腺毒症等。

（4）神经系统相关检查：如脑电图、头颅 CT、磁共振成像（MRI）、腰椎穿刺等，用于判断是否存在神经系统疾病。

（5）其他部位影像学检查：如胸部、腹部的 CT 或 MRI，必要时用于排查是否存在肿瘤等。

（6）其他检查：如基因检测等。

（二）对症护理

1. 体位：采取平卧位，头偏向一侧。意识清醒且生命体征稳定的患者，可取自由体位或床头抬高 15°~30°。

2. 饮食护理：给予高热量、低盐、清淡饮食；对不能进食的患者，应予以鼻饲，保证营养的供给。癫痫患者可在医生指导下选择生酮饮食，避免摄入浓茶、咖啡及酒等刺激性饮料。

3. 有义齿的患者在睡觉前应摘下，防止义齿掉入口中堵塞呼吸道。

4. 对幼儿及老年癫痫患者，睡觉时应予以床档保护，以免癫痫发作时坠床而导致跌伤。

5. 患者抽搐停止后，在意识恢复过程中，注意可能出现精神症状，需专人看护，防止发生意外。尽量使患者充分休息，对出汗多者应及时擦汗并更换衣服，出现尿失禁时要及时更换床单。

（三）并发症观察与护理

1. 呼吸道感染：全身性抽搐发作时，呼吸肌阵挛，肺泡氧交换受损，呼吸道分泌物增多且不容易排出，易引起继发感染，需保持呼吸道通畅。

2. 窒息：在患者抽搐时，切记不能喂药、食物及水，避免误吸、窒息。不能将手指放入患者口中，以免咬伤手指出现出血，引起患者呛咳甚至窒息。

3. 脑水肿：呼吸肌阵挛导致血氧含量下降，脑细胞缺氧后加重脑组织水肿。应观察是否有颅内压增高征象，并做好降颅压准备。

4. 再损伤：保持环境安静、安全，减少人员探视，避免强光刺激。患者抽搐发作时要落实安全防护，以免坠床碰伤等意外损伤。

（四）特殊用药的观察与护理

1. 通常情况下尽可能单一用药。首选地西泮，以 1~2mg/min 的速度缓慢静脉注射。如因小儿用量少不容易控制注射速度，可将原液稀释后注射。原液稀释后常出现混浊，但不影响疗效。如在静脉注射过程中患者停止抽搐，剩余药液不必继续注入。静脉注射应选用较粗的静脉，减少局部刺激，否则可能引起血栓形成。应避免药物外渗或注入动脉内，外渗可引起组织化学性损伤，注入动脉内则可引起局部动脉痉挛、剧痛，甚至发生肢端坏疽。

2. 当第一种药物治疗失败后，加用与之前药物不同机制、无相互作用、具有疗效协同增强作用，且不加重不良反应的药物，以进行合理的多药治疗。

3. 治疗过程中还需要特别关注药物的不良反应。

4. 癫痫发作患者参照癫痫用药。

（五）生活护理

1. 鼓励患者适度参与体育锻炼。

2. 癫痫患者不应从事驾驶、水上及高空作业、重型机械操作等职业，以避免出现意外伤害，避免过度劳累、缺乏睡眠和闪光刺激。

（六）康复护理

1. 关注癫痫的共患病，如睡眠障碍及情绪异常，诊疗过程可能需要康复科及心理科参与。

2. 积极治疗。在可导致抽搐的疾病中，治疗原发病对于癫痫的防治最具意义。具体包括：母亲围生期注意卫生、规律产检，同时注意妊娠期间在医生指导下合理用药；婴儿注意预防头部外伤和传染病；成人注意预防脑外伤、脑卒中等。

参考文献

[1] 熬琴英, 白艳, 杨晨晨, 等. 现代临床护理技术与应用[M]. 北京: 科学技术文献出版社, 2020.

[2] 蔡卫新, 贾金秀. 神经外科护理学[M]. 北京: 人民卫生出版社, 2019.

[3] 张晋霞, 郝连玉, 张超, 等. 神经内科学基础与实践[M].哈尔滨: 黑龙江科学技术出版社, 2018.

[4] 张波, 桂莉. 急危重症护理学[M]. 北京: 人民卫生出版社, 2019.

[5] 倪军喜, 马勇, 孙晓月, 等. 以抽搐或昏迷为临床表现神经精神性狼疮的临床分析[J]. 中国中西医结合急救杂志, 2018, 6: 642-645.

[6] 李翠莲, 肖曙芳, 刘红林, 等.急诊抽搐患儿2957例病例资料分析研究[J]. 中国小儿急救医学, 2020, 9: 683-687.

[7] 熊娅琴, 陈莜静, 黄蔚, 等. HELLP综合征剖宫产后反复抽搐一例 [J]. 临床麻醉学杂志, 2016, 4: 415.

第二节　癫痫发作的识别与护理应对

癫痫是一组由已知或未知病因所引起，脑部神经元高度同步化且常具自限性的异常放电所导致的综合征。是脑细胞群过度放电导致神经功能紊乱，以抽搐、意识丧失和肌肉痉挛为特征的疾病。

癫痫发作是指脑神经元异常和过度的超同步化放电所造成的临床现象，其特征是具有突然或一过性症状。由于异常放电的神经元在大脑中的部位不同而有多种多样的表现，可以是运动感觉神经或自主神经的伴有或不伴有意识或警觉程度的变化。对临床上无症状而仅在脑电图（EEG）上出现异常放电者，不称之为癫痫发作（图1-4 和图 1-5）。

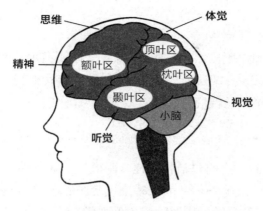

图 1-4　大脑分区及功能

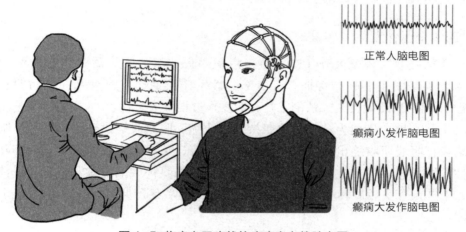

正常人脑电图

癫痫小发作脑电图

癫痫大发作脑电图

图 1-5　临床上无症状的癫痫患者的脑电图

一、癫痫发作的危险信号

 要点

精神行为异常、意识丧失、刻板动作、骨骼肌痉挛

（一）前驱症状

识别前驱症状预测癫痫发作，最常见的前驱症状如视力模糊、畏光、眩晕、激动、注意力不集中、思考困难、饥渴、头痛、疼痛、恶心、心悸、胃气上升感、害怕、敏感、似曾相识感、脾气暴躁、幻视或幻听、睡眠障碍或交流障碍、一侧口角抽动、排尿变化等，但婴幼儿往往不能或不会表述，这时主要观察其发作前的行为表现，如发出惊恐或恐惧样的尖叫声、向母亲跑去或突然停止活动等。

（二）诱因

辨别诱因预测癫痫发作，常见诱因是压力、睡眠不足、疲劳、焦虑、抗癫痫药物依从性差、饥饿、发热、吸烟、光敏感性刺激，如看电视、在电脑前工作等。婴儿以发热、感冒、洗澡、急性应急、体育锻炼等为诱因。

（三）病因

寻找病因协助诊断，病因包括特发性、隐匿性、症状性。症状性病因包括产前、产时损伤、热性惊厥、颅脑外伤、颅内感染（脑脓肿）、脑肿瘤（幕上或接近大脑皮质）、脑血管病、颅脑手术后、代谢障碍（低血糖、高血糖、低钠血症、低钙血症及尿毒症）、中毒[酒精（乙醇）中毒、氧中毒]。

（四）全面性发作

1. 全面强直-阵挛发作（GTCS）：意识丧失、双侧强直后紧跟有阵挛的序列活动为此类型的主要临床特征。可由部分性发作演变而来，也可一起病即表现为GTCS。早期出现意识丧失、跌倒，其后的发作过程分为三期。

（1）强直期：表现为全身骨骼肌持续性收缩，眼肌收缩出现眼睑上牵、眼球上翻或凝视；咀嚼肌收缩出现张口，随后猛烈闭合，可咬伤舌尖；喉部肌肉和呼吸肌强直性收缩致患者发出尖叫；颈部和躯干肌肉的强直性收缩使颈和躯干先屈曲，后反张，上肢由上举后旋转为内收前旋，下肢先屈曲后猛烈伸直，持续10~20s后进入阵挛期。

（2）阵挛期：患者从强直转成阵挛，每次阵挛后都有一短暂间歇，阵挛频率逐渐变慢，间歇期延长。在一次剧烈阵挛后发作停止，进入发作后期。以上两期均伴有呼吸停止、血压升高、瞳孔散大、唾液和其他分泌物增多。

（3）发作后期：此期尚有短暂阵挛，可引起牙关紧闭和大小便失禁。呼吸首先恢复，随后瞳孔、血压、心率渐至正常。肌张力松弛，意识逐渐恢复。从发作到意识恢复历时5~15min。醒后患者常感头痛、全身酸痛、嗜睡，部分患者有意识模糊，此时强行约束患者可能发生伤人和自伤。

2. 失神发作：分为典型失神和不典型失神。

（1）典型失神：表现为动作中止，凝视，呼之不应，不伴有或伴有轻微运动症状。发作开始和结束均突然，通常持续5~20s，罕见超过1min。发作时EEG呈规律性双侧同步3Hz的棘慢波综合暴发。主要见于儿童失神癫痫和青少年失神癫痫。

（2）不典型失神：表现为意识障碍发生与结束均较缓慢，可伴有轻度的运动症状，发作时EEG可以表现为慢的棘慢波综合节律。主要见于Lennox-Gastaut综合征，也可见于其他多种儿童癫痫综合征。

3. 强直发作：表现为发作性全身或者双侧肌肉强烈持续地收缩，肌肉僵直，躯体伸展背屈或者前屈。常持续数秒至数十秒，一般不超过 1min。发作时，EEG 显示双侧的低波幅快活动或高波幅棘波节律暴发，强直发作主要见于 Lennox-Gastaut 综合征。

4. 阵挛发作：主动肌间歇性收缩为阵挛，可导致肢体有节律性地抽动，发作期 EEG 为快波活动或者棘慢 / 多棘慢波综合节律。

5. 肌阵挛发作：表现为快速、短暂、触电样肌肉收缩，可遍及全身，也可限于某个肌群，常成簇发生。发作期典型的 EEG 表现为暴发性出现全面性多棘慢波综合节律。

6. 痉挛：表现为突然、短暂的躯干肌和双侧肢体的强直性屈曲或者伸展性收缩，多表现为发作性点头，偶有发作性后仰。其肌肉收缩的整个过程为 1~3s，常成簇发作。

7. 失张力发作：是由于双侧部分或者全身肌肉张力突然降低，导致不能维持原有的姿势，出现跌倒、肢体下坠等。发作时间相对较短，持续数秒至十余秒多见，发作持续时间短者多不伴有明显的意识障碍，EEG 表现为全面性暴发出现的多棘慢波节律、低波幅电活动或者电抑制。失张力发作可见于 Lennox-Gastaut 综合征、Doose 综合征（肌阵挛 – 站立不能性癫痫）等癫痫性脑病。但也有某些患者仅有失张力发作，其病因不明。

（五）部分性发作

发作的临床表现和 EEG 改变提示异常电活动起源于一侧大脑半球的局部区域。根据发作时有无意识的改变而分为简单部分性发作（无意识障碍）和复杂部分性发作（有意识障碍），两者都可继发全面性发作。

1. 简单部分性发作（SPS）：又称为单纯部分性发作，发作时无意识障碍。EEG 可以在相应皮质代表区记录到局灶性异常放电，但头皮电极不一定能记录到。根据放电起源和累及的部位不同，简单部分性发作可表现为运动性、感觉性、自主神经性和精神性发作 4 类，后两者较少单独出现，常发展为复杂部分性发作。

（1）运动性发作：一般累及身体的某一部位，相对局限或伴有不同程度的扩展。其性质可为阳性症状，如强直性或阵挛性；也可为阴性症状，如最常见的语言中断。主要发作类型如下。

1）仅为局灶性运动发作：指限于身体某一部位的发作，其性质多为阵挛性，即常见的局灶性抽搐。身体任何部位都可出现局灶性抽搐，但较常见于面部或手，因其在皮质相应的投射区面积较大。肢体的局灶性抽搐常提示放电起源于对侧大脑半球相应的运动皮质区，眼睑或其周围肌肉的阵挛性抽搐可由枕叶放电所致，口周或舌、喉的阵挛性抽搐可由外侧裂附近的放电引起。

2）杰克逊发作：开始为身体某一部位抽搐，随后按一定顺序逐渐向周围部位扩展，其扩展的顺序与大脑皮质运动区所支配的部位有关。如异常放电在运动区皮质由上至下传播，临床上可见到抽搐先出现在拇指，然后传至同侧口角（手－口扩展）。在扩展的过程中，给予受累部位强烈的刺激可能使其终止，如拇指抽搐时用力背屈拇指可能终止发作。

3）偏转性发作：眼、头甚至躯干向一侧偏转，有时身体可旋转一圈或伴有一侧上肢屈曲和另一侧上肢伸直。其发作起源一般为额叶、颞叶、枕叶或顶叶，其中，额叶起源最常见。

4）姿势性发作：偏转性发作有时也可发展为某种特殊姿势，如击剑样姿势。表现为一侧上肢外展、半屈、握拳，另一侧上肢伸直，眼、头向一侧偏视，注视抬起的拳头，并可伴有肢体节律性地抽搐和重复语言。其发作多数起源于额叶辅助运动区。

5）发音性发作：可表现为重复语言、发出声音或言语中断，其发作起源一般在额叶辅助运动区。

6）抑制性运动发作：发作时动作停止，语言中断，意识和肌张力不丧失，面色无改变。其发作起源多为优势半球 Broca 区，偶尔为任何一侧辅助运动区。

7）失语性发作：常表现为运动性失语。可为完全性失语，也可表现为说话不完整、重复语言或用词不当等部分性失语，发作时意识不丧失。有时须在 EEG 监测下才能被发现，其发作起源均在优势半球语言中枢的有关区域。

（2）部分性发作后，可能出现由受累中枢部位支配的局灶性肢体瘫痪，称为 Todd 瘫痪，可持续数分钟至数小时。其异常放电部位为相应的感觉皮质，可为躯体感觉性发作或特殊感觉性发作。

1）躯体感觉性发作：其性质为体表感觉异常，如麻木感、针刺感、电流感、电击感、烧灼感等。发作部位可局限于身体某一部位，也可以逐渐向周围部位扩展（感觉性杰克逊发作）。放电起源于对侧中央后回皮质。

2）视觉性发作：可表现为暗点、黑蒙、闪光、无结构性视幻觉。放电起源于枕叶皮质。

3）听觉性发作：幻听多为一些噪声或单调的声音，如发动机的隆隆声、蝉鸣或喷气的咝咝声等。儿童患者可表现为突然双手捂住耳朵哭叫。放电起源于颞上回。

4）嗅觉性发作：常表现为难闻、不愉快的嗅幻觉，如烧橡胶的气味、粪便臭味等。放电起源于钩回的前上部。

5）味觉性发作：以苦味或金属味较常见。单纯的味觉性发作很少见。放电起源于岛叶或其周边。

6）眩晕性发作：常表现为坠入空间或在空间漂浮的感觉。放电起源于颞叶皮质。因眩晕的原因很多，诊断其是否为癫痫发作较为困难。

（3）自主神经性发作。症状复杂多样，常表现为口角流涎、上腹部不适感或压迫感、"气往上冲"的感觉、肠鸣、呕吐、尿失禁、面色或口唇苍白或潮红、出汗、竖毛（起"鸡皮疙瘩"）等。临床上单纯表现为自主神经症状的癫痫发作极为少见，常常是继发或作为复杂部分性发作的一部分。其放电起源于岛叶、间脑及其周围

（边缘系统等），放电很容易扩散而影响意识，继发复杂部分性发作。

（4）精神性发作。主要表现为高级大脑功能障碍，极少单独出现，常常是继发或作为复杂部分性发作的一部分。

1）情感性发作：可表现为极度愉快或不愉快的感觉，如愉快感、欣快感、恐惧感、愤怒感、忧郁伴自卑感等。恐惧感是最常见的症状，常突然发生，且无任何诱因。患者突然表情惊恐，甚至因恐惧而突然逃跑，患儿可表现为突然扑到家长怀中，紧紧抱住家长。发作时常伴有自主神经症状，如瞳孔散大、面色苍白或潮红、竖毛等，持续数分钟缓解。放电多起源于颞叶的前下部。发作性情感障碍须与精神科常见的情感障碍相鉴别，癫痫发作一般无情感障碍相关的背景经历，且发作持续时间很短（数分钟），发作时常伴有自主神经症状以资鉴别。

2）记忆障碍性发作：是一种记忆失真，主要表现为似曾相识感（对生疏的人或环境觉得曾经见过或经历过）、陌生感（对曾经经历过的事情感觉从来没有经历过）、记忆性幻觉（对过去的事件出现非常精细的回忆和重现）等，放电起源于颞叶、海马、杏仁核附近。

3）认知障碍性发作：常表现为梦样状态、时间失真感、非真实感等，有的患者描述"发作时我觉得我不是我自己"。

4）发作性错觉：是指因知觉歪曲而使客观事物变形。如视物变大或变小、变远或变近、物体形状改变；声音变大或变小、变远或变近；身体某部位变大或变小等。放电多起源于颞叶，或颞顶、颞枕交界处。

5）结构幻觉性发作：表现为一定程度整合的知觉经历。幻觉可以是躯体感觉性、视觉性、听觉性、嗅觉性或味觉性，和单纯感觉性发作相比，其发作内容更复杂，包括风景、人物、音乐等。

2. 复杂部分性发作（CPS）：发作时伴有不同程度的意识障碍（但不是意识丧失），同时有多种简单部分性发作的内容，往往有自主神经症状和精神症状发作。EEG 可记录到单侧或双侧不同步的异常放电，通常位于颞或额区。发作间歇期可见单侧或双侧颞区或额颞区癫痫样放电。CPS 大多起源于颞叶内侧或者边缘系统，但也可以起源于其他部位，如额叶。主要表现为以下类型。

（1）仅表现为意识障碍：患者可表现为动作突然停止、双眼发直、呼之不应，但无跌倒和面色改变，发作后可继续原来活动。其临床表现酷似失神发作，成人的"失神"发作几乎均是 CPS。但在小儿患者中应与失神发作相鉴别，可通过行 EEG 检查鉴别。其放电常起源于颞叶，也可起源于额叶、枕叶等部位。

（2）表现为意识障碍和自动症：是指在上述意识障碍的基础上，合并自动症。自动症是指在癫痫发作过程中或发作后意识模糊的状态下，患者出现的一些不自主、无意识的动作，发作后常有遗忘。自动症可以是发作前动作的继续，也可以是发作中新出现的动作，一般持续数分钟。需要注意的是，自动症虽在 CPS 中最常见，但并不是其所特有，在其他发作中（特别是失神发作）或发作后意识障碍（特别是强直阵挛发作后）的情况下也可出现。临床应注意鉴别，尤其是 CPS 和失神发作的鉴别。自动症的定位意义尚不完全清楚，EEG 在定位方面具有重要意义。常见自动症有以下几种类型。

1）口咽自动症：最常见，表现为不自主舔唇、咂口、咀嚼、吞咽或者进食样动作，有时伴有流涎、清喉等动作。CPS 的口咽自动症多见于颞叶癫痫。

2）姿势自动症：表现为躯体和四肢的大幅度扭动，常伴有恐惧面容和喊叫，容易出现于睡眠中。多见于额叶癫痫。

3）手部自动症：简单重复的手部动作，如摸索、擦脸、拍手、绞手、解衣扣、翻口袋、开关抽屉或水龙头等。

4）行走自动症：无目的地走动、奔跑、坐车，不辨方向，有时还可避开障碍物。

5）言语自动症：表现为自言自语，多为重复简单词语或不完整句子，内容有时难以理解。如可能说"我在哪里""我害怕"等。病灶多位于非优势半球。

（3）简单部分性发作演变为 CPS：发作开始时为上述简单部分性发作的任何形式，然后出现意识障碍，或伴有各种自动症。经典的 CPS 都有这样的过程。临床上常见的几种不同起源的 CPS 如下。

1）海马 – 杏仁核（颞叶内侧）起源：海马起源的发作常常以一种奇怪的、难以描述的异常感觉开始，然后出现意识障碍、动作停止、双眼发直、呼之不应、自动症（常为口咽自动症）。杏仁核起源的发作常以胃气上升感或恶心为开始，可伴较明显的自主神经症状，意识丧失是逐渐的，并伴自动症。海马起源的癫痫占颞叶癫痫的 70%~80%，常累及杏仁核，使两者的区分较为困难。发作持续时间数分钟（通常2~5min），发作的开始和结束均较缓慢，常有发作后意识朦胧。

2）额叶起源：其起始感觉为非特异性的，突出的表现为姿势自动症。发作的运动形式可能多样，但同一患者的发作形式却是固定的。发作持续时间短（常短于1min），发作开始和结束均较快，发作后意识很快恢复。

3）颞叶外侧皮质起源：发作起始症状为幻听、错觉、梦样状态等，继之出现意识障碍。其他脑皮质起源的发作继发演变为 CPS，常首先出现与相应皮质功能有关的临床症状，再出现意识障碍和自动症等。

（4）继发全面性发作：简单或 CPS 均可继发全面性发作，最常见继发全面性强直 – 阵挛发作。发作时，EEG 可见局灶性异常放电迅速泛化为两侧半球全面性放电。发作间期，EEG 为局灶性异常。

（5）难以分类的发作：包括因资料不全而不能分类的发作及所描述的类型迄今尚无法归类者。如某些新生儿发作（节律性眼动、咀嚼动作及游泳样动作等）。随着临床资料和检查手段的进一步完善，难以分类的发作将越来越少。

（6）反射性发作：反射性发作指癫痫发作具有特殊的触发因素，每次发作均由某种特定感觉刺激所诱发。诱发因素包括视觉、思考、音乐、进食、操作等非病理性因素，可以是单纯的感觉刺激，也可以是复杂的智能活动刺激，而某些病理性情况如发热、酒精（乙醇）戒断所诱发的发作则不属于反射性发作。反射性发作符合癫痫发作的电生理和临床特征，临床上可有各种发作类型，既可以表现为部分性发作，也可以表现为全面性发作。

（六）EEG 辅助检查

由于癫痫发病的病理生理基础是大脑兴奋性的异常增高，而癫痫发作是由大脑大量神经元共同异常放电引起的。EEG 反映大脑电活动，是诊断癫痫发作和癫痫的最重要手段。

二、应急处理

 要点

规范体位管理、保持呼吸道通畅、药物治疗

（一）体位管理

急性发作时给予平卧位，头转向一侧，面部稍向下。意识清醒且生命体征稳定的患者，可取自由体位或床头抬高 15°~30°。安装床档，必要时肢体约束，预防跌倒坠床、拔管等意外发生。

（二）呼吸道管理

给予中 – 高流量吸氧，保持呼吸道通畅。必要时建立临时气道，如口咽或鼻咽通气管，维持 SpO_2 在 96% 以上，对牙关紧闭者不可强行撬开嘴巴塞入牙垫或其他物品，防止损伤牙龈及口腔。对呕吐患者及时清理其呕吐物，对鼻饲者停止鼻饲并给予胃肠减压，减少反流及误吸（图 1-6）。

（三）药物治疗

遵医嘱给予镇静及抗癫痫药物治疗。

（四）手术治疗

致痫灶切除术（颞叶病灶切除术、杏仁核 – 海马切除术）、大脑半球切除术、迷走神经刺激术。

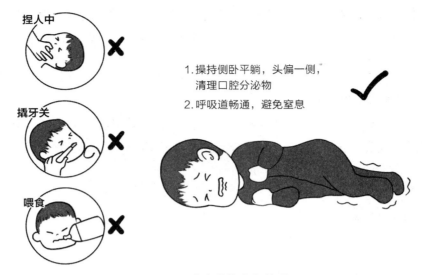

捏人中 ✗

撬牙关 ✗

喂食 ✗

1.操持侧卧平躺，头偏一侧，清理口腔分泌物 ✓

2.呼吸道畅通，避免窒息

图 1-6　癫痫发作应急处理

三、观察与护理

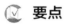 **要点**

密切观察病情、对症护理、并发症护理观察、用药观察

（一）病情观察

1.认真观察并记录患者癫痫发作的方式（大发作、小发作）、发作时意识变化（意识丧失、意识清楚）、发作时间的长短、开始部位、顺序、特殊发作类型（幻觉、精神异常、语言障碍）以及伴随症状（二便失禁、血压升高、呼吸困难、口吐白沫、深浅反射消失）等。

2.癫痫发作后注意观察肢体有无出现偏瘫。

（二）对症护理

1.体位：对无禁忌证的患者，可将其床头抬高 15°~30°，发生休克时应取平卧位，头转向一侧，面部稍向下。

2.饮食护理：给予高热量、低盐、清淡饮食。对不能进食的患者，应予以鼻饲，保证营养的供给。

3.观察患者的意识情况、血压、脉搏和呼吸，发作时如出现呼吸停止，应及时行人工呼吸并供给氧气。

4.在癫痫发作过程中，应注意保护舌头以免咬伤，如有舌根后坠要用舌钳把舌拉出，对无法打开口腔者，可置入鼻咽通气管，保持呼吸通畅。头转向一侧，及时清除口腔及咽喉部分泌物，注意口腔清洁。

5. 癫痫发作持续 30min 以上，或间歇性癫痫发作持续 30min 或更长且发作间歇期意识不恢复者，称为癫痫持续状态。此时应禁食，保持呼吸道通畅并予持续吸氧，防误吸。遵医嘱给予抗癫痫及营养药物，并适当约束患者，防止意外发生。必要时准备好抢救设备。

6. 癫痫大发作时，为防止患者将舌、口唇及颊部咬伤，对能打开口腔者，将缠有纱布的金属压舌板或毛巾卷、牙刷柄置于患者口腔一侧或双侧上下磨牙之间。将头转向一侧，保护并托起其下颌，防止舌根后坠。解开衣扣，不能强行压迫、牵拉肢体，以免造成骨折和损伤。大发作后如出现高热，要行降温处理。

7. 患者抽搐停止后，在意识恢复过程中可能出现精神症状，需专人看护以防发生意外。应尽量使患者充分休息，出汗多者应及时擦汗并更换衣服，有尿失禁时应及时更换床单。

（三）并发症观察与护理

1. 呼吸道感染：癫痫在持续发作的状态中会导致患者呼吸肌阵挛，肺泡氧交换受损，呼吸道分泌物增多且不容易排出，易引起继发感染，需保持呼吸道通畅。

2. 脑水肿：由呼吸肌阵挛导致血氧含量下降，脑细胞缺氧后加重脑组织水肿。应观察是否有颅内压增高征象，并做好降颅压准备。

3. 癫痫发作时，头及肢体的抽动可能导致脑出血和切口裂开。应保持环境安静、安全，减少人员探视，避免强光刺激。癫痫发作时要落实安全防护，以免坠床碰伤，出现癫痫发作先兆时应卧床休息。

（四）特殊用药的观察与护理

1. 遵医嘱使用抗癫痫药物，关注用药效果。药物应该从较小的剂量开始，缓慢的增加剂量直至发作控制或最大可耐受剂量。儿童一律按体重计算药量，但最大剂量不应该超过成人剂量。治疗过程中，如果患者出现剂量相关的不良反应（如头晕、嗜睡、疲劳、共济失调、认知、记忆损害等），可暂时停止增加剂量或酌情减少当前用量，待不良反应消退后再继续加量至目标剂量。如丙戊酸钠注射液以 15~30mg/kg 静脉注射后，以 1mg/（kg·h）的速度静脉滴注维持。

2. 合理安排服药次数，既要方便治疗，提高用药依从性，又要保证疗效。

3. 如果发作或药物的不良反应表现为规律波动（昼夜变化），可考虑更换抗癫痫药物的剂型（如缓释剂型）或调整服药的时间和频率，以减少药物处于峰浓度时的不良反应加重和处于谷浓度时的发作增加。

4. 当患者处于癫痫持续状态时，地西泮为控制发作的首选药物。其优点是起效快，缺点是作用持续时间较短，主要不良反应是呼吸抑制。应以 1~2mg/min 的速度缓慢静脉注射，如因小儿用量少，不容易控制注射速度，可将原液稀释后注射。原液稀释后常出现混浊，但不影响疗效。如在静脉注射过程中患者发作停止，剩余药液不必继续注入。

5. 静脉注射时应选取较粗的静脉，减少局部刺激，否则可能引起血栓形成。应避免药物外渗或注入动脉内，外渗可引起组织化学性损伤，注入动脉内则可引起局部动脉痉挛、剧痛，甚至发生肢端坏疽。

6. 注意抗癫痫药物与其他药物之间的相互作用，定时跟踪患者的血药浓度。

7. 注意减药、停药原则。患者在药物治疗情况下，5 年以上完全无发作时才能考虑停药。停药时需缓慢减量，停药过程可能持续数月或 1 年。多药联合治疗者，每次只能减掉一种药物。并且撤掉一种药物之后，至少 1 个月仍无发作后，再撤第二种药物。

（五）生活护理

对癫痫发作的危重患者，协助其生活起居及个人卫生。

（六）康复护理

术后如出现偏瘫、失语等症状，指导偏瘫患者及家属掌握主动或被动肢体功能锻炼方法，以及语言功能锻炼方法。

参考文献

[1] 孙涛, 王峰. 神经外科与癫痫[M]. 北京: 人民军医出版社, 2015.
[2] 蔡卫新, 贾金秀. 神经外科护理学[M]. 北京: 人民卫生出版社, 2019.
[3] 张晋霞, 郝连玉, 张超, 等. 神经内科学基础与实践[M]. 哈尔滨: 黑龙江科学技术出版社, 2018.
[4] 魏进莲, 黄丽华. 癫痫发作预测研究进展[J]. 护理与康复杂志, 2019, 6(18): 41-42.
[5] 卢葭, 刘献增. 脑卒中后痫性发作与癫痫临床诊治的研究进展[J]. 山东医药, 2019, 59(13): 99-101.
[6] 刘卫平, 初燕萍. 颅脑手术后并发癫痫护理观察[J]. 实用临床护理学电子杂志, 2020, 5(9): 64-65.
[7] 徐玫. 脑卒中后癫痫护理研究进展[J]. 当代护士杂志, 2014, 9(下旬刊): 15-16.
[8] 苏璐, 王政, 董强. 卒中后癫痫的研究进展[J]. 解放军预防医学杂志, 2018, 2(36): 275-278.

第三节　意识障碍识别与护理应对

意识是大脑功能活动的综合表现，不仅反映机体的觉醒状态，还可反映机体的思维、情感、记忆、定向力以及行为等多项神经、精神功能。意识障碍是指人对周围环境及自身状态的识别和感知环境能力出现障碍。意识障碍状态包括：轻者嗜睡、昏睡，重者昏迷、深昏迷、深浅反射消失。维持正常意识状态的主要神经结构是脑干上行网状激活系统、背侧丘脑弥散投射系统和大脑皮质，当因各种原因使其产生病理损害或者脑血液及氧供障碍时，这些神经结构的代谢活动受到直接干扰，均可产生不同程度的意识障碍。病情越重，意识障碍程度越重，预后越差。神经外科患者起病突然，病情进展快，短时间内可出现意识进行性下降，甚至昏迷、剧烈呕吐、呕血、抽搐、发热、呼吸困难、呼吸停顿、呼吸不规则等。

一、意识障碍的危险信号

 要点

嗜睡、昏睡、意识模糊、昏迷

（一）意识障碍病因识别

1. 幕上局灶性病变：导致意识障碍的主要原因是大脑皮质、皮质边缘网状激活系统、背侧丘脑非特异性投射系、间脑中央部、中脑的上行网状激活系统等结构的病变。

2. 幕下局灶性病变：当病变累及脑桥 - 中脑之间的上行网状激活系统时，可导致不能觉醒。而当出现意识障碍、延髓受压、水肿或出血时，可出现中枢性呼吸、循环障碍而继发脑缺氧、缺血。当出现意识障碍，病变进一步加重时，可波及脑桥、中脑的上行网状激活系统。

3. 代谢 - 中毒性病变：由于脑的必需物质供应不足、内源性代谢紊乱或外源性有毒物质抑制或破坏大脑皮质和脑干上行网状激活系统，引起上行网状激活系统与抑制系统平衡失调而导致意识障碍。

4. 弥漫性病变：通过上述多种发病机制引起意识障碍。

（1）原发于中枢神经的病变，往往造成脑组织形态改变（又称"结构性脑病"），例如，脑出血、脑梗死、脑外伤、脑炎、脑膜炎等。

（2）原发于中枢神经之外的全身性疾病（又称"代谢性脑病"），例如，低血糖、严重水电解质紊乱及酸碱失衡、肝性脑病、尿毒症等。

（二）意识状态类型评估

1. 嗜睡是意识障碍的早期表现，为觉醒的减退。患者精神萎靡，动作减少，表情淡漠，常处于持续睡眠状态，可被唤醒，醒后能正确回答问题和做出各种反应，当刺激停止后很快又入睡。

2. 意识模糊为程度深于嗜睡的一种意识障碍。患者能保持简单的精神活动，但对时间、地点、人物的定向能力发生障碍。

3. 昏睡是接近不省人事的意识状态，为中度意识障碍。患者处于熟睡状态，不易唤醒，虽经压迫眶上神经、摇动身体等强烈刺激可被唤醒，但又很快入睡。醒时答话含糊或答非所问。

4. 昏迷为最严重的意识障碍，按程度不同又可分为浅昏迷和深昏迷。

（1）浅昏迷：意识大部分丧失，无自主运动，对声、光刺激无反应，对疼痛刺激尚可出现痛苦表情或肢体退缩等防御反应。角膜反射、瞳孔对光反射、眼球运动和吞咽反射可存在，血压、脉搏、呼吸等生命体征一般无明显变化，可有排便和排尿失禁。

（2）深昏迷：意识完全丧失，全身肌肉松弛，对各种刺激全无反应，深、浅反射均消失。血压、脉搏、呼吸等生命体征常有不同程度变化，伴排便和排尿失禁。

5. 谵妄为一种以兴奋性增高为主的高级神经中枢急性功能失调状态。表现为意识模糊、定向力丧失、幻觉、错觉、躁动不安、言语杂乱等。见于急性感染高热期、某些药物中毒、代谢障碍、循环障碍或中枢神经系统疾病等。部分患者可康复，部分可发展至昏迷。

在判断非意识清晰度降低的意识障碍时，可参考以下几点：①自我定向障碍，如对自己的姓名、年龄、职业等不能辨认；②睡眠－觉醒节律改变，如白天昏睡或表现安静、活动少，夜间兴奋、活动增多等；③思维障碍，如思维迟钝、不连贯，理解困难，判断能力障碍等；④精神症状表现为昼轻夜重。

（三）意识障碍程度评估

意识障碍程度评估见表 1-1。

表 1-1　格拉斯哥评分表（GCS）

睁眼	语言反应	运动反应
4- 自发睁眼	5- 正常交谈	6- 按吩咐动作
3- 语言吩咐睁眼	4- 言语错乱	5- 对疼痛刺激定位反应
2- 疼痛刺激睁眼	3- 只能发单词	4- 对疼痛刺激屈曲反应
1- 无睁眼	2- 只能发单音	3- 异常屈曲（去皮质状态）
	1- 无发音	2- 异常伸展（去大脑状态）
	T- 人工气道	1- 无反应

损伤程度以睁眼、语言、运动三者总分进行评估，正常者为满分 15 分，脑损伤程度越重者，其昏迷指数得分越低。轻度脑损伤为 13~14 分；中度脑损伤为 9~12 分；重度脑损伤为 3~8 分。因气管插管或气管切开无法发声者，语言反应栏计 T。

（四）意识障碍的伴随症状评估

1. 生命体征评估：首先评估呼吸情况，危重患者可因累及呼吸中枢或脑疝形成压迫呼吸中枢，导致中枢性呼吸衰竭，如呼吸节律不规则，呼吸浅慢，严重者出现呼吸停止；还可因为呕吐物、痰液、舌根后缀堵塞上呼吸道；还可能因呼吸肌无力导致外周性呼吸衰竭。其次要评估循环功能，患者早期可因颅内高压导致代偿性血压急剧升高；但也可因脑疝形成、中枢血压调节功能受损、脑心综合征、心功能恶化导致血压降低。典型的颅内压增高会出现库欣综合征，即血压升高，尤其是收缩压增高、脉压增大、脉搏缓慢、宏大有力、呼吸深慢等，严重时，患者可因呼吸循环衰竭而死亡。

2. 瞳孔及眼球的评估：如由颅内占位性病变、颅脑外伤、脑出血、脑部严重感染或中毒等所引起的颅内压增高患者，可突然出现一侧瞳孔散大，对光反射迟钝或消失，说明已有一侧天幕裂孔疝形成，这是该侧动眼神经受压的结果；如脑疝继续发展，可造成脑干移位和对侧动眼神经受压，致使双侧瞳孔散大和对光反射消失，这是病情极为严重的一种表现；由于脑桥出血破坏了双侧脑干的交感神经纤维（间脑 - 脊髓束），副交感神经功能相对占优势，故双侧瞳孔显著缩小，呈针尖样；使用盐酸氯丙嗪（冬眠灵）及巴比妥类药物等，患者的瞳孔可缩小，对光反射迟钝；癫痫大发作早期、临床死亡前及东莨菪碱类药物中毒的患者，双侧瞳孔均可散大，对光反射消失。由于支配眼球运动的多对脑神经，特别是动眼神经核与昏迷有关的脑干网状结构相邻近，故会引起昏迷患者的眼球运动的改变，常见于：眼球沉浮（两眼迅速向下方摆动，并超过正常俯视的范围，而后缓慢向上回到正常位置的一种眼球异常运动，呈不规则重复出现），脑桥梗死或出血伴意识障碍者可自发出现，其机制可能是由于脑桥的联合侧视中枢受损，而位于稍高的垂直运动中枢的传出纤维仍完整之故；双眼水平性同向凝视（脑出血患者向病灶侧凝视，癫痫患者向病灶对侧凝视），这是由昏迷患者的神经破坏性病变及压迫性、代谢性疾病直接或间接影响眼球运动神经核的上行通路所致；头眼反射与眼前庭反射，如颅脑损伤、脑血管意外及脑肿瘤等病情严重时，眼球反射迟钝甚至全部消失，均提示预后不良。

3. 神经系统的评估：昏迷患者常出现肌张力低下、腱反射消失或出现异常的伸张反射或屈曲反射，提示预后不良。昏迷深度与运动反应常一致，但亦有疾病导致昏迷深度与其不相一致者，临床上需加以综合分析；昏迷深浅不同者常有程度不同的感觉异常。如深昏迷者痛觉完全丧失，轻度意识障碍者尚对疼痛有防御反应；意识障碍患者如果有一侧浅反射，如角膜反射、腹壁反射和提睾反射减弱或消失，两侧深反射（腱反射）不对称或有一侧病理反射，表示有一侧大脑半球病变；如果无角膜反射，头部旋转时，无反射性眼球运动，无呃逆、吞咽或咳嗽反射、无强直性颈反射及脊髓反射等，均提示意识障碍加深至脑死亡的程度。

二、应急处理

 要点

保持呼吸道通畅，降颅压，对症、对因治疗

1. 体位管理：抬高床头 30°，以利于脑血液回流，降低颅内压。

2. 吸氧：给予中 – 高流量吸氧，保持呼吸道通畅，必要时以呼吸机辅助呼吸，维持 SpO_2 在 96% 以上。

3. 完善放射学检查及实验室检查，包括血糖、血气分析、血常规、电解质等。

4. 药物治疗：遵医嘱给予快速脱水降颅压和激素治疗。

5. 手术治疗：意识障碍伴发热的患者若疑有颅内感染，应行腰椎穿刺。如颅内压已有明显升高，应避免行腰椎穿刺以造成椎管内压力明显下降而诱发脑疝。

6. 根据引起意识障碍的原因和临床表现，积极做出对症和对因处理。

三、观察与护理

☑ **要点**

密切监测病情及内环境，预防并发症，促进记忆与情感恢复

（一）意识障碍的评估与观察

1. 有无意识障碍及其程度：通过与患者交谈，了解其思维、反应、情感活动、定向力等，必要时做痛觉试验、角膜反射、瞳孔对光反射等检查，判断意识障碍的程度。也可按格拉斯哥昏迷评分表（GCS）对意识障碍的程度进行评估。评分项目包括睁眼反应、运动反应和语言反应。分测 3 个项目并予以计分，再将各项目分值相加求其总分，即可得到意识障碍程度的客观评分。

2. 意识障碍的原因：了解患者有无与意识障碍相关的疾病病史或诱发因素，包括有无颅脑外伤和颅内疾病及代谢性疾病，饮食和药物使用情况，有无有害气体或毒品接触史等。

3. 意识障碍的进程：通过动态观察或 GCS 动态评分可了解意识障碍演变的进程，GCS 动态评分是将患者每日 GCS 的 3 项记录值分别绘制成横向的 3 条曲线，曲线下降示意识障碍程度加重，病情趋于恶化；反之，曲线上升示意识状态障碍程度减轻，病情趋于好转。具体监测内容如下。

（1）监测瞳孔的大小、形状、对称性及反应性；注意患者的意识水平、定向能力、GCS 的变化趋势；了解患者最近的记忆力、注意力及过去的记忆、情绪、感情和行为；注意患者有无头痛和呕吐。

（2）监测患者的生命体征：体温、血压、脉搏和呼吸（深度、模式、节律和频率）、动脉血气水平、血氧饱和度及有创血流动力学参数。

（3）监测颅内压（ICP）和脑灌注压（CPP）、角膜反射、咳嗽反射、肌张力、运动功能、步态和躯体感觉。

（4）监测患者四肢肌力、面部对称性、伸舌、眼外肌运动和注视特征；是否存在视觉障碍（复视、眼球震颤、视野缺损、视力模糊）；说话的流利度、是否存在失语症或用词困难。

（5）监测患者的刺激反应，对锐、钝、冷、热、痛等异常感觉的辨别能力和反应程度，如麻木、刺痛、嗅觉等，出汗情况，巴宾斯基征，监测脑缺血反应。

（二）日常生活护理，预防并发症

评估躯体损伤的危险因素及意识障碍对患者的影响，主要包括有无口腔炎、角膜炎、结膜炎、角膜溃疡、压疮、肌肉萎缩、关节僵硬、肢体畸形，有无排便、排尿失禁，有无亲属无能力照顾患者等。维持适当的肢体活动，偏瘫肢体应保持在功能位，并按定时、定量、循序渐进的原则给予患者被动运动。病床安装床档，降低床的高度，将信号灯放在患者伸手可及处。如需约束患者，应保持平卧头侧位或侧卧位，开放气道，防止舌根后坠、窒息、误吸或肺部感染。维持合理的营养供给和水电解质平衡，鼻饲患者给予定时喂食。保持身体的清洁与舒适，尤其注意保持皮肤清洁、干燥，保持口腔清洁，观察有无感染。对留置导尿管者做好尿道护理。做好眼保护，预防角膜受刺激。

（三）记忆力与情感恢复

意识障碍患者经常有记忆力与情感障碍，应经常评估并记录患者的情绪和情感变化，以及在环境和情境中可引起患者情绪或情感变化的因素，并对患者的感情和情绪波动表现出容忍的态度。尽可能使患者离开刺激源，过度的刺激可加剧患者的激惹和敌对行为。当患者能够耐受时，鼓励其参加小组活动，观察患者能否正确地表达自己的需要，以及患者对周围人的信任程度。鼓励患者与有关人员沟通自己的思想和感受，阐明记忆力障碍可能是导致患者对事件和情境产生错误感觉的原因，必要时让患者对时间、地点、人和情境进行定位，减少会引起患者焦虑的情境，提供保护性看护。如果患者有妄想，帮助其正确认识妄想。如果患者有幻觉，直接与患者谈论具体的事情，避免使用手势；当发生幻觉时，鼓励患者告诉医护人员；讨论幻觉的内容，以便采取适当的措施。

（四）健康教育

对思维和情绪改变的患者，最好的健康教育方法是经常给予鼓励。定期评估患者进行日常生活自理活动的能力，从患者及其家属和朋友处了解患者饮食习惯，记录患者的出入量、排泄形态。与营养师共同计算患者的身体基础需要量，鼓励摄入充足的液体，并进行身体活动，以预防便秘。对患者坚持进行自我照顾的行为给予鼓励，必要时协助患者洗澡、修饰和穿衣。了解患者目前所用的药物，给予药理指导。评估患者的近期和远期记忆力，观察患者的判断力和安全意识，评估患者集中注意力、遵循指导和连续性解决问题的能力，以及患者的沟通方式。

参考文献

[1] 敖琴英, 白艳, 杨晨晨, 等. 现代临床护理技术与应用[M]. 北京: 科学技术文献出版社, 2020.

[2] 蔡卫新, 贾金秀. 神经外科护理学[M]. 北京: 人民卫生出版社, 2019.

[3] 张晋霞, 郝连玉, 张超, 等. 神经内科学基础与实践[M]. 哈尔滨: 黑龙江科学技术出版社, 2018.

[4] 张波, 桂莉. 急危重症护理学[M]. 北京: 人民卫生出版社, 2019.

[5] 张洪. 以神经系统为主要症状的急性意识障碍患者救治分析[J]. 中国实用神经疾病杂志, 2014, 8(17): 84–85.

[6] 印澄莹, 王正阁, 朱斌. 创伤性脑损伤患者意识障碍的静息态脑网络的研究进展[J]. 实用医学杂志 2016, 32(16): 2755–2757.

第四节　呼吸困难识别与护理应对

呼吸困难指患者的某种不同强度、不同性质的空气不足、呼吸不畅、呼吸费力及窒息等呼吸不适感的主观体验，伴或不伴呼吸费力表现，如张口呼吸、鼻翼扇动、呼吸肌辅助参与呼吸运动等，也可伴有呼吸频率、深度与节律的改变，患者的精神状况、生活环境、文化水平、心理因素及疾病性质等对其呼吸困难的描述具有一定的影响。

一、呼吸困难的危险信号

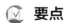 **要点**

烦躁、血氧饱和度下降、张口呼吸、鼻翼扇动、三凹征、呼吸节律及频率改变

（一）呼吸困难的分类

病程分为急性呼吸困难与慢性呼吸困难：急性呼吸困难是指病程在 3 周以内的呼吸困难，慢性呼吸困难是指持续 3 周以上的呼吸困难。按病因可分为肺源性呼吸困难、心源性呼吸困难、中毒性呼吸困难、血源性呼吸困难和神经精神性呼吸困难，其中肺源性呼吸困难又分为呼气性、吸气性和混合性呼吸困难。

（二）急性呼吸困难常见病因的提示诊断要点

急性呼吸困难常见病因的提示诊断要点见表 1–2。

表 1-2　急性呼吸困难常见病因的提示诊断要点

病因	提示诊断要点
气道阻塞	喉痉挛，异物吸入或呛咳史；听诊可在喉部或大气道闻及吸气相哮鸣音
急性呼吸窘迫综合征	有肺部感染、误吸、脓毒症等高危因素；呼吸增快、窘迫；胸部 X 线片显示两肺浸润阴影；氧合指数（PaO_2/FiO_2）< 300mmHg（1mmHg ≈ 0.133kPa）；排除心源性肺水肿
肺栓塞	有制动、创伤、肿瘤、长期口服避孕药等诱发因素；合并深静脉血栓形成的症状与体征；血 D- 二聚体测定有排除意义
肺炎	伴有咳嗽、咳痰、发热、胸痛等；肺部听诊闻及湿啰音及哮鸣音
慢性阻塞性肺疾病及其急性加重	有吸烟史、粉尘接触史；慢性咳嗽、咳痰及喘息病史；进行性呼吸困难；桶状胸、呼气相延长，肺气肿体征等
支气管哮喘及其急性加重	过敏史，支气管哮喘病史，双肺呼气相哮鸣音
气胸	有抬举重物等用力动作或咳嗽、屏气等诱发因素；合并一侧胸痛；体检发现气管向健侧移位，患侧胸部膨隆，呼吸运动减弱，叩诊呈过清音或鼓音，听诊闻及呼吸音减弱或消失
间质性肺疾病	有职业及环境暴露；进行性呼吸困难；干咳；肺部吸气相湿啰音；杵状指（趾）
心功能不全	多有高血压、冠心病、糖尿病等基础疾病；感染、劳累、过量或过快输液等诱因；体检发现双肺湿啰音，左心扩大，可闻及奔马律或心脏杂音；胸部 X 线片显示：肺瘀血、心脏增大等征象
精神性（功能性）	有情绪异常、神经质、焦虑和抑郁病态；伴有叹气
神经性	颅内压增高，脑供血下降，刺激呼吸中枢，呼吸减慢，深浅节律发生异常，出现毕奥式呼吸、双吸气样呼吸

（三）呼吸困难的临床表现

1.烦躁、血氧饱和度下降、面色口唇和指端皮肤发绀、张口呼吸、鼻翼扇动、三凹征、呼吸急促、憋气等呼吸节律及频率改变等。

2.三凹征是指患者上呼吸道阻塞，吸气时由于呼吸肌运动而使胸内负压极度增大，导致胸骨上窝、锁骨上窝、肋间隙有明显凹陷，称之为三凹征（图 1-7）。

3.呼吸困难程度分级：呼吸困难一般分以下 3 大类。

（1）气不够用：感觉缺少空气、吸不够气，文献中描述为"空气饥饿"，形容这种感觉的词语包括气短、气急、气促、倒不上气、吸不到底、窒息感等。

（2）呼吸费力：感觉呼吸时阻力增大或呼吸肌肌力不足，形容这种感觉的词语包括喘息、吸气费劲、呼气费劲、呼吸粗。

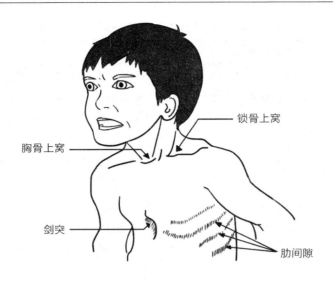

锁骨上窝

胸骨上窝

剑突

肋间隙

图 1-7　三凹征

（3）胸闷：即胸部发紧的感觉，呼吸困难的程度与既往运动量和患者的感觉差异有关，常用改良的 Borg 评分（表 1-3）评价呼吸困难的程度，但需要注意，呼吸困难的程度与疾病的严重度可能不一致。

表 1-3　Borg 评分

评分	呼吸困难程度
0	没有呼吸困难
0.5	非常非常轻（刚刚能感觉到）
1	非常轻
2	轻
3	中度
4	有点重
5~6	重
7~8	非常重
9	非常非常重（接近最严重）
10	最严重

（四）询问病史

1.呼吸困难的起病是突然还是逐渐出现：突发呼吸困难常见于自发性气胸、肺栓塞、急性冠状动脉综合征、急性肺水肿和过敏；而逐渐出现的呼吸困难可见于肺炎、充血性心力衰竭、气道疾病等。神经源性呼吸困难患者发病时，由于颅内压增高，脑供血下降后刺激呼吸中枢，导致呼吸减慢、深浅节律发生异常，出现毕奥式呼吸、双吸气样呼吸（抽泣样呼吸）、鼾声呼吸等。

2.判断患者有无发病史。

3.诱因和缓解因素：典型的端坐呼吸最常见于心功能不全和膈肌麻痹；单侧卧位呼吸困难见于单侧肺疾病、可变的气道阻塞等。

4.有无伴随症状：胸痛、心悸、下肢水肿、晕厥、咯血、恶心、呕吐等。

（五）体格检查

1.生命体征检查：呼吸困难合并发热，多与感染有关。呼吸困难常合并血压升高、心率增快，但如果呼吸困难和低血压同时出现时，要警惕肺栓塞、心脏疾病、张力性气胸。当呼吸困难时，患者常通过增加呼吸频率改善通气和氧合，但呼吸频率正常并不意味患者的情况没有问题。当呼吸困难的患者其他体征没有改善，仅呼吸频率开始下降时，往往提示病情加重，是呼吸即将停止的前兆，需要紧急处理。对于呼吸困难的患者，SpO_2 应当作为第 5 个生命体征加以监测。

2.一般情况评估：严重呼吸困难的患者常采取坐位，前倾的体位以保持呼吸道通畅，使用辅助呼吸肌参与呼吸运动，如缩唇呼吸、点头、肋间隙凹陷，促进气体进入肺部。当患者还可以说整句话时，说明呼吸困难尚不严重，若说话不能成句，说明呼吸困难严重。焦虑、烦躁提示低氧，而嗜睡提示出现高碳酸血症。

3.胸部查体：对呼吸困难的诊断，胸部检查非常重要，可以揭示呼吸困难的原因。视诊需要看胸壁有无不对称、畸形、矛盾呼吸，触诊胸壁有无压痛、肿物、握雪感。叩诊鼓音提示气胸，浊音提示胸腔积液、肺部病变。听诊需要关注干、湿啰音和支气管呼吸音，当患者出现单侧呼吸音减低时，提示气胸、肺不张、胸腔积液、肺炎；哮鸣音多继发于气道痉挛，如支气管哮喘、COPD、细支气管炎、急性支气管炎等，有时也见于心力衰竭、气管异物、肺栓塞；湿啰音多提示心力衰竭、肺炎；支气管呼吸音提示肺炎。

4.心脏和其他系统检查。

（六）气道评估

气道评估包括：疾病诊断（呼吸衰竭病因）、呼吸状况（频率、咽反射等）、气道保护能力、气道阻塞程度、皮肤黏膜损伤、意识状态。

二、应急处理

⊘ **要点**

气道评估、保持呼吸道通畅、人工气道建立

1. 进行气道、呼吸和循环情况评估。根据生命体征和体格检查结果判断患者是否存在缺氧和呼吸困难及其严重程度，保持呼吸道通畅，给予吸氧、吸痰、开放气道、取平卧位，血压稳定情况下摇高床头 15° ~30°。

2. 根据患者状况选择相应药物缓解，完善检查如血常规、动脉血气分析或脉搏血氧饱和度、胸部 X 线、心电图、超声心动图等。

3. 重点询问相关病史，现患疾病、病史、药物使用情况和过敏史。

4. 当患者无气道保护能力时，应及时建立人工气道，保证正常氧合通气。

三、观察与护理

⊘ **要点**

密切监测病情、氧疗、气道吸引、气道湿化、预防并发症

（一）病情监测

1. 监测呼吸的频率、节律、深度及缺氧程度。监测呼吸形态：呼吸缓慢、呼吸急促、通气过度、库斯莫尔呼吸、潮式呼吸、呼吸暂停及呼吸形态失调等，适当时，采用抬举下颌或推腭法以保持呼吸道开放，让患者侧卧以防止窒息，如果怀疑有颈椎损伤则采用轴线翻身。如有心搏呼吸骤停，应及时实施复苏术。

2. 记录胸廓运动，观察对称性、辅助呼吸肌的使用以及锁骨上和肋间肌收缩情况。监测呼吸杂音，如喘息声、鼾声。触诊双肺，确定双肺扩张是否一致。在前胸和背部从上到下进行双侧肺部的叩诊，注意气管的位置。监测膈肌疲劳（反常呼吸运动）情况。听诊呼吸音，注意呼吸音减弱、消失及出现异常呼吸音的区域，听诊大气道有无爆裂音和干啰音，以决定是否需要吸痰。治疗后，听诊呼吸音以观察疗效。

3. 监测肺功能检查值，尤其是肺活量、最大吸气容积、第一秒最大呼气量，以及第一秒用力呼气容积与用力肺活量的比值。监测机械通气指标，注意吸气压增加及潮气量减少的情况。监测患者烦躁不安、焦虑及缺氧恶化的情况。注意动脉氧饱

和度、静脉氧饱和度、呼气末二氧化碳浓度及动脉血气的变化。患者有效咳嗽的能力，注意咳嗽开始的时间、特点和持续时间及患者呼吸道分泌物的情况。监测患者呼吸困难的程度及加重或减轻的因素，胸部 X 线的报告。

（二）吸氧护理

低流量吸氧装置如鼻塞、鼻导管、简易面罩，高流量吸氧装置如文丘里面罩。根据患者的 SpO_2 及氧合情况选择吸氧方式，对低氧不伴二氧化碳潴留患者，给予高浓度吸氧，使 PaO_2 提高到 60mmHg 或 SpO_2 在 90% 以上；对低氧伴二氧化碳潴留患者，给予低浓度持续吸氧，避免因吸入氧浓度过高而加重二氧化碳潴留；吸氧时，采用含有抑菌作用的聚赖氨酸湿化液；合理佩戴鼻面罩，松紧以在面颊旁轻松插入 1~2 指为宜。

（三）体位护理

一般采取抬高头部 15°~30° 的斜坡位，以减轻脑水肿；舌根后坠、肺部感染患者取侧卧位，及时按需清除呼吸道及口鼻腔分泌物，为舌后坠患者放置口咽通气管；气管切开患者取头颈部伸展位；机械辅助通气患者，如病情允许，取低半卧位或半卧位，以防止误吸和呼吸机相关性肺炎的发生。手术患者：全身麻醉未清醒无禁忌证者，取床头抬高 30°、床尾 15°~20° 的仰卧位，头转向一侧；意识清醒、血压平稳时取斜坡位；小脑幕上开颅术后取健侧侧卧位；小脑幕下开颅术后早期不宜垫枕，宜取侧卧或侧俯卧位。

（四）呼吸机辅助呼吸护理

正确连接呼吸机管道，防止脱落，根据病情设置通气模式及呼吸机参数。合理设置呼吸机、监护仪警报。

当仪器报警时，及时查找报警原因并采取相应对策。适当应用短效并对呼吸中枢无抑制或抑制相对较小的镇静药物以控制烦躁症状，利于机械通气顺利进行；及时清除呼吸机管道中的水分，保持呼吸机运转正常；定时给患者做血气分析，根据检测结果调整呼吸机参数。加强气道护理，保持呼吸道通畅；每周更换 1 次呼吸机管道，如有痰液污染更应及时更换；患者全身情况改善，自主呼吸好转，咳嗽有力且血气分析稳定时可遵医嘱撤离呼吸机。

（五）休息与活动

与患者家属共同制订活动计划，病情较轻者可适当活动，有计划地增加运动量，如室内活动到室外活动、散步、快走、慢跑、打太极拳等。呼吸困难严重者应尽量减少活动和不必要的谈话，并协助其生活护理，随着病情的好转逐步恢复正常活动。

（六）用药护理

遵医嘱使用支气管舒张剂、呼吸兴奋药等，告知患者使用药物的注意事项，严密观察药物疗效和不良反应。

（七）心理护理

当患者出现呼吸困难时，会产生烦躁、恐惧的心理，对患者进行心理护理是必要环节。多与患者主动沟通，鼓励其说出心理感受，给予关心和尊重。同时应考虑到患者家属，也要为他们提供社会心理支持，使他们积极配合医护人员的工作。

参考文献

[1] 敖琴英, 白艳, 杨晨晨, 等. 现代临床护理技术与应用[M]. 北京: 科学技术文献出版社, 2020.
[2] 蔡卫新, 贾金秀. 神经外科护理学[M]. 北京: 人民卫生出版社, 2019.
[3] 张晋霞, 郝连玉, 张超, 等. 神经内科学基础与实践[M]. 哈尔滨: 黑龙江科学技术出版社, 2018.
[4] 张波, 桂莉. 急危重症护理学[M]. 北京: 人民卫生出版社, 2019.
[5] 呼吸困难诊断、评估与处理的专家共识组. 呼吸困难诊断、评估与处理的专家共识[J]. 中华内科杂志, 2014, 4(53): 337–341.

第五节　呕吐识别与护理应对

呕吐是由于食管、胃或肠道呈逆蠕动，并伴有腹肌强力收缩，迫使食管或内容物从口、鼻腔涌出的一种复杂的反射动作，是神经外科的常见症状。呕吐中枢位于延髓第四脑室基底部，是在大脑皮质的控制与支配之下，接受由迷走神经、内脏神经及舌咽神经、视神经、嗅神经与前庭神经等传来的各种冲动，当这些冲动刺激呕吐中枢超过一定的阈限，并大于大脑皮质对呕吐中枢的控制时，呕吐中枢即发出传出冲动，并通过一系列的反应引起呕吐。神经外科患者常见的呕吐为中枢性呕吐和反射性呕吐，前者的发生多为脑出血、颅脑损伤、脑肿瘤、颅内感染等疾病引起的颅内压增高及全身麻醉开颅手术对呕吐中枢的刺激；后者的发生原因常常为肠内营养注入速度过快、量过大或肠内营养液不耐受等。

一、护理评估

☑ 要点

剧烈头痛、恶心、干呕

（一）呕吐的先兆

颅内压增高引起的呕吐多无恶心先兆，呕吐剧烈呈喷射状，呕吐后患者不感觉轻松，呕吐时可伴剧烈头痛或不同程度的意识障碍。反射性呕吐常有恶心先兆，且胃排空后仍干呕不止。

（二）呕吐对患者的影响

1. 体液平衡紊乱：患者剧烈呕吐或频繁呕吐常常会导致体液量不足，表现为心率加快、尿量减少、皮肤干燥、弹性下降、眼眶下陷等。

2. 水电解质、酸碱平衡紊乱：如低氯血症、低钾血症、低钠血症、高钠血症以及代谢性碱中毒等。

3. 营养风险：患者剧烈呕吐或频繁呕吐常常会出现食欲下降、进食减少、体重下降等。

4. 误吸风险：呕吐物误吸入气道会引起患者呛咳、呼吸道分泌物增多、吸入性肺炎。

（三）神经外科常见疾病引起的呕吐特点

1. 颅内占位性病变引起的呕吐

（1）脑肿瘤引起的呕吐，主要由脑脊液通道受阻，颅内压增高或肿瘤直接压迫和刺激呕吐中枢所致。呕吐前多无恶心先兆，即使有也比较轻，喷射性呕吐常发生于头痛剧烈时，严重者进食后即呕吐，并出现脉搏缓慢。

（2）小脑幕下肿瘤因容易影响延髓、前庭及迷走神经的功能，更容易出现呕吐。呕吐连续数日，频繁发作，不能进食，之后自行停止，间隔一段时间又再次呕吐，有的被误诊为消化不良或胃肠道疾病。

2. 颅脑损伤引起的呕吐

（1）脑震荡：脑部受震动后导致其功能紊乱，第四脑室底部及迷走神经受刺激，脑脊液循环动力改变引起呕吐。呕吐与食物无关，多伴有头晕、头痛、恶心及"逆行性遗忘"等。

（2）脑挫裂伤：脑挫裂伤后由于蛛网膜下隙出血的刺激及因脑水肿引起颅内压

增高，患者常常出现呕吐。呕吐的轻重与脑挫裂伤的程度有关，患者伤后多有意识障碍，清醒后常有呕吐伴剧烈的头痛。

3. 颅内感染引起的呕吐：各种微生物致病原引起的中枢神经系统感染，如脑膜炎、脑炎、常因炎症性渗出引起的颅内压增高，刺激呕吐中枢引起呕吐，呈喷射状，呕吐前一般无恶心先兆。

4. 脑血管病引起的呕吐：由于脑血液循环发生障碍，导致脑组织缺氧，脑水肿，颅内压升高，出现剧烈头痛、眩晕、恶心、呕吐及昏迷等症状，尤以蛛网膜下隙出血更为严重。

二、紧急处理

 要点

头偏向一侧取坐位或侧卧位、及时清理呕吐物

---

1. 体位管理：呕吐时应将患者头偏向一侧取坐位，协助昏迷患者取侧卧位。

2. 清除呕吐物：及时清理呕吐物，如患者有呛咳，鼓励咳出气管内液体，必要时利用负压吸引装置清理患者口腔内的痰液和呕吐物，保持呼吸道通畅。

3. 吸氧：遵医嘱给予中 – 高流量吸氧，必要时以呼吸机辅助呼吸，维持 SpO_2 在 96% 以上。

4. 药物治疗：遵医嘱给予胃肠动力药、抗胆碱能药、抗组胺药、苯二氮䓬类精神药、5-HT3、受体拮抗药、维生素 B_6 等。

三、观察与护理

 要点

病情监测、查找并纠正呕吐原因、预防误吸等并发症

（一）病情监测

1. 持续心电监护，严密监测生命体征及意识、瞳孔变化，若有异常及时报告医生并协助处理。

2. 观察呕吐发生与持续的时间、频率，呕吐物的量、颜色、性状及气味等，呕吐与进食、药物等的关系；观察呕吐前有无恶心、干呕等先兆，呕吐性质是否为喷

射性呕吐，呕吐时意识状态、头痛情况等。

3. 观察有无脱水表现，血钠、血钾等电解质变化，酸碱平衡情况及相关临床症状。

4. 观察有无呛咳，呼吸道是否通畅。

5. 观察呕吐时有无腹痛、腹泻、便秘等症状及腹部体征，如压痛、肠鸣音等。

6. 遵医嘱准确记录出入量，及时补充水分和电解质，保持内环境稳定。

（二）基础护理

1. 清洁护理：协助漱口，保持口腔清洁和舒适，必要时更换清洁床单，开窗通风。

2. 进食护理：剧烈呕吐时暂禁食，肠内营养患者需立即停止营养液输入，并用注食器将胃内容物抽出或连接负压引流瓶将胃内容物引流出。呕吐停止后，指导患者进食清淡、易消化食物，少量多餐，逐渐增加进食量，必要时请营养科会诊，根据患者情况给予合适饮食。

3. 遵医嘱留取呕吐物标本，及时送检并跟进检查结果。

4. 安全护理：指导患者暂时卧床休息，当病情允许下床时，告知患者突然起身可能会出现头晕、心悸等不适，故坐起时应动作缓慢，以免发生直立性低血压。

5. 指导患者及家属预防误吸：当患者产生恶心等先兆时，可协助患者采取坐位，呕吐在准备好的清洁容器内；若病情不允许坐位可采取侧卧位，双膝稍弯曲，使腹肌放松，或取仰卧位头侧向一边，可避免呕吐物呛入呼吸道，从而发生窒息或吸入性肺炎。

6. 心理护理：予心理疏导，安抚并鼓励患者及其家属。

（三）专科护理

1. 协助医生查找病因，针对病因采取针对性治疗措施。

2. 如为颅内压增高引起的呕吐，可以参照第 2 章第十节"颅内压增高识别与护理应对"。

3. 预防全身麻醉手术患者术后呕吐。

（1）手术对呕吐的影响：神经外科不同部位的手术操作对患者术后呕吐影响不同，颅咽管瘤、脑室肿瘤和后颅窝肿瘤手术后的呕吐发生率明显高于其他部位，幕下手术后的呕吐发生率高于幕上手术。手术时间长，尤其是超过 3h 的患者，术后呕吐的发生率较高。护理人员需关注患者手术部位，并进行前瞻性护理干预。

（2）术前补液：充分的碳水化合物作用是降低术后呕吐的有效策略，根据实际情况尽可能减少围术期禁食时间，或静脉补液来维持临床正常血容量。

（3）术中预防：研究表明，手术结束前预防性使用抗呕吐药可在一定程度上预防术后呕吐。

（4）有效控制疼痛：术后疼痛是引起患者呕吐的因素之一，护理人员需对术后患者进行疼痛评估，并根据评估结果采取针对性干预措施。

（5）体位管理：患者改变体位时动作宜慢，尤其是后颅窝肿瘤术后患者，不可突然间将患者床头摇高，同时避免头部剧烈晃动，尽量保持头部与身体同时转动。

（6）非药物预防措施：可选择穴位刺激（包括穴位按压、经皮穴位电刺激、耳穴压豆、艾灸等）、芳香疗法（可使用生姜精油、薄荷精油、薰衣草精油等）、呼吸控制指导、音乐疗法等预防术后呕吐。

4. 积极预防肠内营养引起的呕吐。

（1）识别呕吐的高危险因素：意识障碍、咽反射减弱、食管下括约肌松弛、胃食管反流史、强制仰卧位、剧烈咳嗽或频繁咳嗽等。危重症患者胃黏膜水肿、蠕动减慢、胃内容物不能及时被转移到肠道内，胃排空的时间延长，当患者咳嗽时，腹压增大，胃肠道受挤压发生呕吐。

（2）喂养速度和量：小剂量开始，匀速、恒温的喂养可以减少胃肠刺激，减少呕吐的发生，推荐容量从少到多，即首日 500mL，尽早在 5d 内达到全量，速度从慢到快，即首日肠内营养输注 20~50mL/h，次日起逐渐加至 80~100mL，12~24h 输注完毕。

（3）患者病情危重、经济条件允许的情况下，采用营养泵控制滴速持续喂养，能明显降低呕吐发生率。

（4）每 4h 测定胃内残余量，胃内残余量大于 150mL 时，结合胃肠道症状综合判断是否需要增加促胃动力药物、降低营养液浓度与营养素比例、减慢营养液输入速度或者暂停肠内营养。建议选择注射器回抽法监测胃内残余量，回抽时需注意：需要将床头抬高，尽量将胃管尖端置于最低位，抽吸时避免快速大力抽吸，尽可能保证抽吸测量的准确性，在回抽受到阻碍或回抽法结果与临床症状差异明显时，可选择超声进行辅助核查。

（5）控制血糖，随机血糖＞11.1mmol/L 的血糖水平可能会加重胃轻瘫的症状，应延缓胃排空。

（6）体位管理：病情允许的情况下，喂养时需摇高床头＞30° 或取半坐卧位。

（7）肠内营养患者需要吸痰时，建议采用停止喂养、浅部吸痰，避免咽喉部受到刺激引起呕吐。

5. 药物治疗的观察与护理。

（1）胃动力药物应在餐前 30min 或睡前服用，服用多潘立酮偶见暂时性轻度腹部痉挛，或血清泌乳素水平升高，不宜和抗胆碱等药品合用。服用西沙比利除了会导致瞬时腹部痉挛，还可能发生腹泻，偶有短暂的头痛或头晕症状。

（2）氯丙嗪可直接抑制呕吐中枢，产生强大的镇吐作用，服用后要防止直立性低血压，患者起床时的动作宜慢。

（3）苯海拉明等抗组胺类药物可引起头晕、疲乏、嗜睡等不良反应。

（4）苯巴比妥类药物镇静药对中枢神经系统有抑制作用，服用后需注意预防跌倒等意外。

参考文献

[1] 吕探云, 孙玉梅. 健康评估(第3版)[M]. 北京：人民卫生出版社, 2012.

[2] Tong J Gan, Kumar G Belani, Sergio Bergese. Fourth Consensus Guidelines for the Management of Postoperative Nausea and Vomiting: Erratum. Anesth Analg[J], 2020, 131(2): 411–448.

[3] 陈国栋, 郭文俊. 全身麻醉术后恶心呕吐的研究现状[J]. 国际麻醉学与复苏杂志, 2015, 36(11): 1045–1048.

[4] 王会文, 侯春梅, 张雪梅, 等. 成年患者神经外科手术麻醉恢复期恶心呕吐的情况分析[J]. 中华神经外科杂志, 2012, (04): 400–402.

[5] 赵梓佳, 赵丹, 陈碧贤, 等. 术后恶心和呕吐非药物管理的最佳证据总结[J]. 护理学报, 2021, 28(11): 33–39.

[6] 四川大学华西循证护理中心, 中华护理学会护理管理专业委员会, 中华医学会神经外科学分会. 中国卒中肠内营养护理指南[J]. 中国循证医学杂志, 2021, 21(06): 628–641.

[7] 耿丹, 甘莉, 杨婕, 等. 老年卒中患者肠内营养不耐受的循证护理[J]. 护士进修志, 2014, 29(10): 898–901.

第六节　头痛识别与护理应对

头痛是指额、顶、颞及枕部的疼痛，是头部及相邻的面、颈部痛觉纤维受物理或化学刺激所产生的动作电位向脑部传导所致。头痛是神经外科的常见症状，患者发生头痛的原因常常为颅内外致痛组织产生炎症、受到损伤或肿物的压迫、牵引、伸展、移位等因素所致。

一、护理评估

 要点

突然发生的剧烈头痛

（一）临床表现

不同病因所致的疼痛，其疼痛的部位、性质、程度、持续时间等亦不相同。

1.头痛的部位：全身性或颅内感染性疾病所致头痛多为全头疼痛。高血压所致头痛常集中于额部或整个头部。眼源性、鼻源性或牙源性头痛多浅而局限。蛛网膜下隙出血或脑脊髓膜炎除头痛外尚有颈痛。三叉神经痛是以三叉神经分布区反复发作性、阵发性、剧烈性疼痛。

2. 头痛的性质

（1）胀痛：多为持续性全头痛，常见于神经症引起的头痛、脑积水、高血压、脑慢性缺血、头部外伤后及头部器官疾病所致的头痛。

（2）刀割样疼痛：尖锐连续性剧痛，似刀割样，持续性疼痛呈阵发性加剧。见于蛛网膜下隙出血、急性脑膜炎等疾病的早期。

（3）炸裂样剧痛：连续性爆炸样剧痛，疼痛强度剧烈，持续时间较长，见于颅内压急剧增高（如颅内肿瘤卒中）、蛛网膜下隙出血、急性脑膜炎、颅脑外伤后意识清醒但有颅内出血或形成血肿等。

（4）电击样痛：为短促而剧烈的锐利疼痛，持续时间为数秒至数分钟不等，主要见于神经痛，如三叉神经痛、舌咽神经痛、枕大神经痛等。

（5）搏动性痛：疼痛呈规则的搏动性，与心搏或脉搏相一致。常见于各型偏头痛及感染、早期高血压、动静脉漏，以及头部器官疾病等所致的头痛。

3. 头痛的程度：可采用以下疼痛评估量表。

（1）面部表情疼痛量表：用快乐到悲伤及哭泣的 6 个不同表情的面孔表达不同的疼痛强度，可通过观察患者表情，或询问患者哪个面部表情最能代表现时的疼痛（图 1-8）。

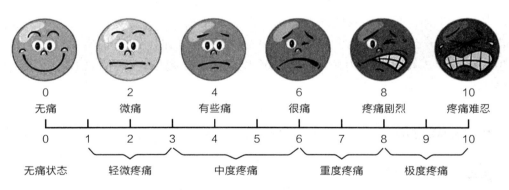

图 1-8　面部表情疼痛量表

（2）数字评定量表：用 0~10 的数字代表不同程度的疼痛，0 为无痛，10 为最剧烈疼痛，1~3 分为轻度疼痛，4~6 分为中度疼痛，7~10 分为重度疼痛。让患者自己选择一个最能代表其疼痛程度的数字（图 1-9）。

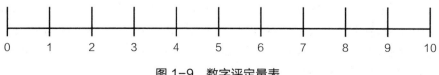

图 1-9　数字评定量表

（3）主诉疼痛程度分级法：0级，无痛；Ⅰ级（轻度），有疼痛但可以忍受，能正常生活，睡眠不受干扰；Ⅱ级（中度），疼痛明显，不能忍受，要求用止痛剂，睡眠受干扰；Ⅲ级（重度和极度），疼痛剧烈，不能忍受，睡眠受严重干扰，可伴有自主神经紊乱或被动体位。

4.头痛持续时间

（1）头痛时间短（以分钟计算），且呈持续性，既往无类似发作，常见于动脉瘤或血管畸形等所致的颅内出血。

（2）慢性持续性头痛，伴有神经系统局灶性体征，常见于脑肿瘤、颅内血肿、颅内压增高等。

5.头痛的诱因

（1）血管性头痛、颅内感染性头痛、脑肿瘤头痛和颅内高压头痛在用力时加重，如打喷嚏、大笑、摇头、俯首、弯腰时头痛加剧。

（2）进食、吞咽、讲话、洗脸、刷牙等动作可以诱发三叉神经痛及舌咽神经痛，神经痛特有的触发点被称为"扳机点"。

6.头痛伴随症状

（1）中枢神经系统：意识障碍、感觉减退、失语、癫痫、肢体瘫痪、尿便失禁、颈强直。

（2）视觉系统：视力减退、偏盲、复视、结膜充血。

（3）自主神经系统：面色潮红或苍白、恶心、呕吐、腹泻、心悸等。

（4）嗅及听觉系统：鼻塞、听力下降、眩晕、共济失调等。

（5）全身反应：疲劳、乏力、消瘦。

（二）相关检查

1.颅脑 CT 或 MRI 检查对颅内病变，如肿瘤、脑血管病、寄生虫或脓肿等可明确其性质和部位。

2.腰椎穿刺可确定有无高颅压或低颅压，脑脊液成分是否正常。

3.DSA 脑血管造影可以确定有无血管畸形、动脉瘤、动静脉瘘等情况。

4.采用 SPECT、TCD、PET 可检测脑血流量、脑血流速度及脑代谢，可用于功能性头痛的诊断。

二、应急处理

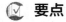 要点

查找并纠正头痛病因、遵医嘱用药、必要时手术治疗

1. 立即协助医生查找并纠正导致患者剧烈头痛的原因，如颅内压增高、高血压、颅内感染等。

2. 准确评估头痛程度，遵医嘱进行及时准确的药物治疗，如降颅压药物、镇痛药和抗纤溶药物等，必要时手术治疗。

3. 体位管理：抬高床头 30°，以利于脑血液回流，降低颅内压。

4. 吸氧：遵医嘱给予中 – 高流量吸氧，必要时以呼吸机辅助呼吸，维持 SpO_2 在 96% 以上。

5. 安全护理：卧床休息，保持血压稳定，避免各种刺激，预防跌倒和坠床等。

三、观察与护理

☑ 要点

密切监测病情、减轻头痛，预防并发症

（一）病情监测

1. 持续心电监护，严密监测生命体征及意识、瞳孔、肌力及颅内压（ICP）的变化。

2. 密切观察患者头痛的部位、性质、程度、持续时间、前驱症状、伴随症状及治疗效果等。如患者出现头痛剧烈、呕吐频繁、烦躁不安和意识迟钝、嗜睡、两侧瞳孔不等大、血压急骤升高、脉搏由弱转慢，即为脑疝的前驱症状，应立即通知医生并协助处理。

3. 观察头痛对患者睡眠、心理的影响，患者是否因长期反复头痛而出现恐惧、抑郁或焦虑心理。

4. 密切跟进影像学及实验室检查结果，如脑脊液的生化和细胞学检查，MRI、CT 等检查结果。

（二）基础护理

1. 生活护理：患者需卧床休息，协助做好床上擦浴等生活护理。

2. 口腔护理：保持口腔清洁，进食前后做好口腔护理，根据患者情况选择合适的漱口液和口腔护理方式。

3. 进食护理：动态评估患者的意识和吞咽功能，必要时留置胃管，对于有营养风险的患者，及时请营养师会诊并干预。进食过程中注意预防误吸。

4. 排便护理：保持大便通畅，根据患者病情指导其摄入适量的纤维素，如韭菜、芹菜等，对于排便困难的患者，指导其或家属使用腹部按摩等方法促进排便，遵医嘱口服乳果糖或者开塞露注肛，避免用力排便使血压及颅内压快速升高，引起头痛。

5. 管道护理：严格按照护理常规做好胃管、尿管、人工气道及术后引流管等留置管道的护理。

6. 积极采取措施，预防卧床患者发生并发症，如下肢深静脉血栓、坠积性肺炎、压力性损伤等。

7. 指导患者及家属减轻头痛的方法：

（1）休息：充足的休息和良好的睡眠质量，可以减轻或缓解头痛。

（2）保持环境安静，合适的温度湿度，控制噪声，避免强光、异味等不良因素刺激。

（3）深呼吸、分散注意力、听轻松抒情的音乐等，使患者身心放松，缓解紧张的情绪。

（4）冷敷：冷敷可阻滞神经传导，具有镇静、麻醉及解痉等作用，可用于缓解头痛。将冰袋用干毛巾包裹后置于疼痛部位，间断冷敷，注意局部反应，避免冻伤发生。

（5）避免诱因：告知患者避免诱发或加重头痛的因素，如情绪紧张、高血压、用力排便、剧烈咳嗽、高血压、过早下床活动等。

8. 心理护理：注重人文关怀，与患者进行沟通交流，鼓励患者充分表达自己的思想和情感，制订个性化心理行为干预计划，解除其思想顾虑，训练身心放松，鼓励患者树立信心，积极配合治疗。

（三）专科护理

1. 血压控制：血压管理以保持脑组织灌注，防止缺血性损伤为目标。医生应该根据患者的病史、颅内压、脑血管等情况制订目标血压值，用药过程中，护士应注意观察有无药物不良反应及血压控制的有效性。

2. 镇静镇痛护理：护士需密切观察患者反应，动态评估患者镇静程度，患者处于安静合作和镇静状态为宜，表现为安静、嗜睡，语言刺激或轻轻摇动可将其唤醒，并能服从简单指令。对于镇静镇痛药物时间长的患者，停药后注意观察有无药物的反跳作用和药物依赖性，镇静镇痛期间要注意唤醒患者，观察患者呼吸、血压、瞳孔、意识的变化，尤其注意观察有无出现呼吸抑制。

3. 腰大池引流的护理：腰大池引流可以排除血性脑脊液，减少引起脑痉挛的因素，减轻患者头痛症状，在护理方面应注意以下内容。

（1）妥善固定引流管，预防非计划性拔管。

1）用 10cm×12cm 的 3M 无菌透明敷贴固定穿刺部位，可以观察穿刺点有无渗血、红肿、扭曲、折叠。3M 弹力胶带以高举平台法将导管体外的部分沿脊柱方向棘旁固定，经患者肩背引出连接专用的脑脊液外引流装置，可以有效防止局部皮肤受压，以及由于护理操作导致引流管的扭曲甚至脱落。

2）翻身、搬动患者时，需由两人以上共同完成，各项操作结束后，检查引流管的通畅情况及固定情况。

3）对于烦躁患者，使用约束带进行约束或遵医嘱给予适当镇静治疗。

（2）正确调节引流管高度。

1）腰大池置管后的引流高度为外耳道平面以上 10~15cm。

2）当体位改变或床头高度改变时，要及时调整引流管高度，以维持正常颅内压。

（3）严格无菌操作，预防感染。

1）引流系统的各连接部分均以无菌纱布包绕固定，避免频繁开放引流系统，保持密闭性，并注意置管部位清洁、干燥。

2）观察有无脑脊液漏，穿刺部位有无红肿、分泌物等，发现敷贴潮湿或卷边要及时更换。

3）搬动患者时，应先夹闭开关再搬动，防止引流液逆流。

4）减少探视，落实手部卫生，向家属宣教保持手部卫生的时机和重要性。

（4）保持引流通畅，注意观察引流液的性质、颜色和量。

1）正常情况下，脑脊液的每天分泌量为 400~500mL。为保证腰大池引流的安全性，一般每天引流量为 150~200mL，或遵医嘱控制引流量，脑脊液过多过快可造成颅内低压、气颅等并发症。

2）严密观察引流液的性状，注意有无新的出血、混浊、血凝块。如果引流液鲜红且量多，实验室检查显示蛋白量增多，糖浓度下降，细胞数增多及分类异常，则考虑颅内再出血及感染的可能，需及时报告医生。

3）注意引流管 U 型管中液面有无波动，如波动幅度减少可能提示部分阻塞，波动停止则提示完全堵管，须及时报告医生。

（5）拔管护理。

1）置管时间一般不超过 1 周，病情较重者可将置管时间延长至 15~30d。

2）拔管前一般先夹管 24~48h，观察有无颅内压增高等症状，待患者病情稳定，复查 CI 后可进行拔管。

3）拔管后仍需密切观察患者神志、瞳孔、生命体征、有无出现头痛、呕吐等颅内压增高的表现，注意观察穿刺点有无脑脊液渗漏，保持伤口敷料干洁。

4. 用药护理

（1）甘露醇：使用甘露醇时，应快速静脉输注，需在 20~30min 滴完，记录患者 24h 出入量并监测其电解质情况，及时发现患者有无出现低血钾、低血钠的情况。甘露醇为高渗性组织脱水利尿药，药液外渗常造成患者局部组织严重病变甚至坏死、溃烂，护士应选择粗大、弹性好、无静脉瓣且易于固定的静脉进行输注，综合评估患者静脉用药的时间及外周血管情况，必要时建立外周中心静脉穿刺，防止药物外渗的发生。如发生药物外渗，应立即停止在原部位输液，抬高患肢，用 50% 硫酸镁溶液局部湿敷，也可将新鲜马铃薯切成薄片外敷于液体外渗处。

（2）使用镇痛药护理：在准确的疼痛评估的基础上，遵医嘱按照三阶梯治疗原则予止痛治疗。疼痛控制的目标为数字评估疼痛程度<3分，睡眠不受影响，白天安静时无疼痛，站立活动时无疼痛。用药过程中，护士需密切监测患者的疼痛缓解程度及机体反应情况，注意药物不良反应，有无出现嗜睡、便秘、恶心呕吐、头晕、口干、多汗等症状，第一次用药时嘱患者卧床休息，预防跌倒、坠床发生。

（3）尼莫地平护理：尼莫地平因扩张血管容易引起皮肤发红、头痛和低血压，输注时建议使用输液泵，密切监测血压，询问患者的感受，及时调整滴速。尼莫地平乙醇溶媒对血管刺激大，一般与 5% 葡萄糖注射液同时输入。选择静脉时尽量选择比较直和粗的静脉，避免在下肢和偏瘫侧进行注射，一般留置针的留置时间不超过96h，不宜在同一部位反复穿刺，且两次穿刺点的距离尽量远些。观察穿刺部位有无疼痛及静脉炎，如穿刺处红肿或患者主诉不适，应及时更换穿刺部位，用新鲜马铃薯切片外敷或贴康惠尔水胶体敷料，抬高穿刺肢体，高于心脏水平，促进血液回流，同时避免在穿刺侧上肢进行血压监测。

参考文献

[1] 吕探云, 孙玉梅. 健康评估 (第3版)[M]. 北京: 人民卫生出版社, 2002.
[2] 尤黎明, 吴瑛. 内科护理学 (第5版)[M]. 北京: 人民卫生出版社, 2002.
[3] 张国梁. 急危重症诊疗要点[M]. 北京: 中国纺织出版社有限公司, 2020.
[4] 任辉, 向国春. 临床常见症状观察与护理[M]. 北京: 人民军医出版社, 2007.
[5] 李艳梅, 吴欣娟. 实用临床症状护理[M]. 北京: 中国医药科技出版社, 2005.
[6] 周继如. 实用临床神经病学(上册)[M]. 北京: 科学技术文献出版社, 2015.
[7] 李晓兵. 神经外科疾病诊疗新进展[M]. 西安: 西安交通大学出版社, 2015.
[8] 胡小萍, 吴小兵, 刘彩萍, 等. 颅内动脉瘤患者栓塞治疗围手术期并发脑血管痉挛的护理[J]. 护理学报, 2010, 17(6B): 37–39.
[9] 张丽丽. 颅内动脉瘤破裂术后再出血的危险因素及护理干预进展[J]. 当代护士, 2021, 28(5): 6–8.
[10] 孙斌, 孙建. 头痛诊治19讲[M]. 郑州: 河南科学技术出版社, 2019.
[11] 吴小英, 刘静静. 腰大池外引流术治疗开颅去骨瓣减压术后硬膜下积液的护理[J]. 当代护士, 2020, 27(20): 40–41.
[12] 方耿娜, 江静君. 综合护理干预在自发性蛛网膜下隙出血行腰大池持续外引流术患者中的应用[J]. 齐鲁护理杂志, 2019, 25(4): 101–103.
[13] 蒋燕. 循证护理在预防蛛网膜下隙出血患者静脉泵入尼莫地平致静脉炎中的应用[J]. 实用临床医药杂志, 2016, (20): 175–176.
[14] 蒋俊艳. 蛛网膜下隙出血腰大池持续引流术的系统护理体会[J]. 河南外科学杂志, 2019, 25(01): 174–175.

第七节　谵妄识别与护理应对

谵妄是多种原因引起的一过性意识混乱状态，以注意力障碍、意识水平紊乱、认知功能障碍为主要临床表现，有起病急、病程波动的特点。术后谵妄（POD）是指患者在经历外科手术后 1 周内出现的谵妄，其发生具有明显的时间特点，主要发生在术后 24~72h。

一、护理评估

✓ **要点**

注意力障碍、意识障碍、认知功能障碍

（一）谵妄的临床表现

1.注意力障碍：表现为患者对各种刺激的警觉性及指向性下降，例如，注意力难唤起，表情茫然，不能集中注意力，同时注意力保持、分配和转移也可能有障碍。

2.意识障碍：表现为意识水平高低不等，意识内容杂乱无章。可表现为淡漠、嗜睡及浅昏迷等意识状态降低，亦可表现为警醒、易激惹、烦躁并具有攻击性等意识状态过度增强。

3.广泛的认知功能障碍

（1）知觉障碍：主要表现为知觉的鉴别和整合能力下降，常表现为各种形式的错觉和幻觉，以幻觉居多。

（2）思维障碍：主要表现为思维结构解体及言语功能障碍。可出现思维紊乱、语言混乱、对话不切题、语无伦次或突然转移话题，语速过慢或过快。

（3）记忆障碍：记忆全过程的各个方面都可有障碍，包括识记、保持、记忆、再认、再现。

4.睡眠周期紊乱：典型表现为白天昏昏欲睡，夜间失眠，间断睡眠或睡眠周期完全颠倒。

5.躯体功能改变：动作变慢，烦躁或坐立不安，保持某种姿势（如坐或站）困难，不能完成正常对话和执行某些指令。

6.情绪失控：主要表现为情绪变化快，间断出现恐惧、妄想、焦虑、抑郁、躁动、淡漠、愤怒、欣快等，且症状不稳定有波动，无理由的拒绝常规医疗护理。

7. 其他：食欲下降，出现尿失禁或大便失禁。

（二）谵妄的临床分型

根据临床表现可分为 3 种类型：躁动型、安静型和混合型。

1. 躁动型谵妄：患者表现为高度警觉、烦躁不安、易激惹，可有幻觉或妄想、有攻击性精神行为异常。是谵妄中最容易被发现的一种类型。

2. 安静型谵妄：表现为嗜睡、表情淡漠、麻醉苏醒延迟、语速或动作异常缓慢。因症状不易被察觉，常被漏诊。该类型患者多因久卧于床，导致深静脉血栓、肺栓塞、肺部感染而死亡。在 3 种类型中，该型患者的病死率最高。

3. 混合型谵妄：表现为上述两种谵妄类型交替出现，反复波动。

（三）谵妄的危险因素

1. 易患因素：高龄、认知功能障碍、生理功能储备减少，如活动耐量降低或存在视觉、听觉损害及衰弱，脑卒中病史、多种疾病共存、呼吸衰竭均可增加患谵妄的风险。

2. 诱发因素：在易患因素的基础上，任何机体内外环境的紊乱均可促发谵妄，成为诱发因素。常见的诱发因素有疼痛、抑郁、贫血、低氧血症、合并感染、水电解质紊乱、酸碱失衡、营养不良、高血糖、睡眠障碍（睡眠剥夺、睡眠破碎、睡眠节律紊乱、睡眠结构紊乱）、尿潴留和便秘、活动受限、应用影响精神活动的药物（特别是抗胆碱能药、苯二氮䓬类镇静催眠药、阿片类麻醉镇痛药）及 ICU 的环境因素。

（四）谵妄的快速识别和筛查

为了快速识别谵妄，在临床工作中，常使用一些简单可行的量表对谵妄进行筛查，现介绍两种常用的量表：意识模糊评估表（CAM）和护理谵妄评分表（Nu-DESC）。

1. 意识模糊评估表（CAM）：CAM（表 1-4）是目前广泛使用的谵妄评估工具，为美国 Inouye 等于 1990 年编制的谵妄诊断量表，适合非精神科医生使用。该量表具有较高的敏感性（94%~100%）和特异性（90%~95%）。

CAM 针对谵妄的 4 个特征分别对应 4 个问题条目：①急性起病或精神状态的波动性改变；②注意力不集中；③思维混乱；④意识状态改变。

诊断要求必须满足①和②这 2 条，并且至少满足③或者④中的 1 条或 2 条。

2. 护理谵妄评分表（Nu-DESC）：Nu-DESC（表 1-5）可以用于谵妄筛查，包括以下 5 项临床特征。

表 1-4 意识模糊评估表（CAM）

特征	表现	判断
急性发作且病程波动性变化	1a. 与平时比较，是否有任何证据显示患者精神状态产生急性变化	是 否
	1b. 这些不正常的行为是否在一天中呈现波动状态？即症状时有时无或严重程度起起落落	是 否
注意力不集中	2. 患者集中注意力是否有困难？例如，容易分心或无法接续刚刚说过的话	是 否
思维混乱	3. 患者是否思考缺乏组织或不连贯？如杂乱或答非所问，或不合逻辑的想法，或突然转移话题	是 否
意识状态改变	4. 整体而言，您认为患者的意识状态有无过度警觉、嗜睡、木僵或昏迷	是（有） 否
总评	1a+1b "是"，加上 3 或 4 任何一项 "是"	□ 谵妄

表 1-5 护理谵妄评分表（Nu-DESC）

特征	表现	评分
定向障碍	语言或行为表现为分不清时间地点或周围其他人的身份	
行为异常	患者行为与场合和（或）本人身份不相称，如试图拔导管或脱衣服；企图下床或相似行为	
交流障碍	患者言语与其所处场合和（或）本人身份不相称，如语无伦次，胡言乱语，缄默或不能交流	
幻觉或错觉	看到或听到根本不存在的事物；所视事物变形	
精神运动迟缓	反应迟钝，无或少有自发活动或言语；如当轻推患者时，反应延迟或不能唤醒	
总评		

（1）定向障碍。

（2）行为异常。

（3）言语交流异常。

（4）错觉 / 幻觉。

（5）精神 – 运动性迟缓。

每个项目根据临床症状的有无及严重程度分别计 0~2 分，0 分表示不存在，1 分表示轻度，2 分表示中、重度。最高得分为 10 分，评分 ≥ 2 分即可诊断为谵妄。

二、紧急处理

☑ 要点

查找并纠正谵妄诱因、确保患者和他人安全、遵医嘱用药治疗

---

1. 立即查找并及时纠正诱发患者谵妄的危险因素，如疼痛、抑郁、贫血、低氧血症、合并感染、水电解质紊乱等。

2. 采取措施确保患者和他人安全：使用言语和非言语技术安抚患者，避免患者自伤和伤及他人，对有危险行为的患者上好床档，由专人看护，必要时给予行动限制或使用约束带，但注意动态评估约束患者的认知功能，尽早解除约束。

3. 药物治疗：经非药物干预无效或行为可能对自身/他人造成危险的患者，遵医嘱给予小剂量抗精神病药物治疗。

（1）第一代抗精神病药物氟哌啶醇，口服、肌内注射或静脉注射，常用于术后或 ICU 控谵妄症状。

（2）第二代抗精神病药物利培酮、奥氮平、齐拉西酮等，也用于谵妄的治疗。

以上药物宜自小剂量开始，根据谵妄改善情况及不良反应增减剂量，一般治疗 1~2 周，谵妄消失 2d 后可逐渐停药。一般不应使用苯二氮䓬类药物治疗谵妄，但对酒精戒断或苯二氮䓬类药物戒断患者出现的谵妄宜选用苯二氮䓬类药物。

三、观察与护理

☑ 要点

密切监测病情、管理谵妄促发因素、预防各种并发症

（一）病情监测

1. 严密监测生命体征及意识、瞳孔的变化，有异常及时报告医生并协助处理。

2. 密切观察谵妄的临床表现，有无注意力障碍、意识障碍及广泛的认知障碍等。

3. 评估患者是否为谵妄高危人群，如高龄、认知功能障碍、生理功能储备减少，如活动耐量降低或存在视觉、听觉损害及衰弱，脑卒中病史、多种疾病共存、呼吸衰竭等。

4. 使用评估工具每天动态评估谵妄高危患者，及时识别发生谵妄的患者。

5. 早期识别并纠正诱发谵妄的危险因素，积极预防谵妄发生。

（1）检查患者是否服用可能引起谵妄的药物，包括镇静催眠药、麻醉药、抗胆碱能药物，使用多种药物治疗，评估患者用药的时间及剂量等，尽早停止使用可能导致谵妄症状发作的药物或给予替代性药物。

（2）对有感染征象的患者，及时寻找病因并给予治疗，避免不必要的插管，如尿管等，严格执行医院感染控制措施。

（3）正确评估患者的疼痛水平，对不能言语沟通者，通过肢体语言、表情等进行评估，对任何怀疑有疼痛的患者均要有效控制疼痛。

（4）持续低 – 中流量吸氧，维持血氧饱和度在 96% 以上，避免发生低氧血症。

（5）每日评估患者排便和排尿情况，采取措施预防便秘和尿潴留。

（6）遵医嘱准确记录出入量，监测电解质，维持液体和内环境稳定。

（7）观察患者活动是否受限。由于约束会减少患者活动，加重激越、损伤的风险，并有可能延长谵妄的持续时间，因此应尽量避免使用。

（8）对谵妄的其他诱发因素，如抑郁、睡眠障碍、营养不良、高血糖等进行积极治疗。

（二）基础护理

1. 进食护理：动态评估患者的意识及吞咽功能，必要时留置胃管，对有营养风险患者，应及时请营养师会诊并干预。进食过程中注意预防误吸。

2、口腔护理：保持口腔清洁，进食前后进行口腔护理，根据患者情况选择合适的漱口液和口腔护理方式。

3. 皮肤护理：卧床患者每日床上浴 1~2 次，保持皮肤清洁干燥，必要时涂抹润肤露。2~3h 翻身 1 次，防止局部皮肤受压引起循环障碍而出现压力性损伤。

4. 管道护理：严格按照护理常规做好胃管、尿管、人工气道及术后引流管等管道的护理。

5. 积极采取预防措施：预防各种并发症的发生，如下肢深静脉血栓、坠积性肺炎等。

（三）专科护理

1. 环境干预：减少病房和医务人员的更换，夜间提供低亮度的照明，为患者提供安静的环境，尽可能避免在睡眠时间内进行护理和医疗操作。

2. 认知功能和定向训练

（1）向清醒患者详细介绍环境，尤其是 ICU 的环境及护理人员，帮助患者尽快熟悉环境和护理人员。

（2）给患者提供大号数字的时钟、日历，并放置在易被看到的位置。

（3）给患者安排在可看到户外的房间，帮助患者重新定向，减轻陌生环境中定

向力障碍 。

（4）经常与患者交谈，解释当前是什么时间，正身处哪里，你是谁及你的角色和工作。

（5）采用回忆的方式，引导认知刺激。

（6）鼓励患者进行益智活动。

3. 对于有视力或听力障碍的患者，通过使用辅助设备最大限度地减少这些障碍对患者带来的影响。

4. 促进生理性睡眠：建议患者使用耳塞和（或）眼罩，睡前喝一杯温牛奶或花草茶，听轻音乐，背部按摩，积极采取措施改善患者睡眠。

5. 早期活动既可降低谵妄的发生率，又可缩短谵妄的持续时间。活动受限患者应早期介入康复干预，鼓励家属参与，让患者尽早动起来、坐起来、站起来。

6. 用药护理：任何治疗谵妄的药物，均应从低剂量开始并尽可能在短时间内使用。阿片类药物及镇静催眠药均可引起撤药反应，与镇痛镇静治疗时间、药物总剂量密切相关。撤药反应可表现为躁动、定向力障碍、幻觉等，因此停药时需逐渐减量或采用不同镇静药物的序贯疗法。

7. 关心、关爱患者，特别是在无家属陪伴的情况下，给予患者充分的人文关怀，有条件的情况下，鼓励家属陪伴患者。

参考文献

[1] 董碧蓉, 岳冀蓉. 老年患者术后谵妄防治中国专家共识[J]. 中华老年医学杂志, 2016, 35(12): 1257–1262.

[2] 汤铂, 王小亭, 陈文劲, 等. 重症患者谵妄管理专家共识[J]. 中华内科杂志, 2019, (02): 108–118.

[3] 刘桂英, 王阳阳, 徐克珮, 等. 成人患者谵妄管理指南的质量评价[J]. 中国循证医学志, 2020, 20(07): 837–844.

[4] 陈红, 汪慧娟, 陈瑜. 术后谵妄病人非药物管理最佳证据综合[J]. 护理研究, 2019, 33(23): 4108–4112.

第 2 章 | 危急体征

第一节　高热识别与护理应对

　　高热是由致热原或其他原因导致的体温调节中枢功能紊乱引起的体温升高，是神经外科重症患者的常见症状。高热作为一种强有力的血管扩张刺激因素，可升高颅内压并增加脑氧代谢率，严重影响神经外科重症患者的预后。患者高热时，腋下温度超过 39.1℃，临床表现为潮红，寒战，出汗，结膜充血，心率、呼吸、血压不稳定及意识障碍加深等。

一、护理评估

⊘ **要点**

寒战，出汗，心率、呼吸不稳定及意识障碍加深

　　1.体温：由于重度感染或多重感染所导致的高热体温呈渐进式升高，中枢性高热患者常常表现为体温骤升且持续不降，皮肤干燥无汗，四肢温度不高而头部和躯干温度极高。

　　2.寒战：感染性高热患者常常伴有寒战，中枢性高热患者一般无寒战。

　　3.对循环系统的影响：高热时，交感神经 – 肾上腺素系统功能增高及血液温度升高，对窦房结产生刺激，表现为心率增快、心肌收缩力加强、血流加快等。一般体温每升高 1℃，心率每分钟增加 12~18 次，儿童每分钟增加 15 次。同时，高热导致心肌耗氧量增加、舒张期缩短及冠状动脉充盈不足等，加重心脏负荷和心肌损害而诱发心力衰竭。

　　4.对呼吸系统的影响：发热时，由于血液温度升高和酸代谢产物的刺激作用，呼吸中枢兴奋使呼吸加深、加快。深而快的呼吸在增加散热的同时，也可引起呼吸性碱中毒。持续的体温升高可因大脑皮质和呼吸中枢的抑制，使呼吸变浅或不规则。

5.中枢神经系统：高热患者可有不同程度的中枢神经系统功能障碍，表现为烦躁不安、头痛、头晕、失眠。持续高热 40~41℃时可出现谵妄、幻觉、表情淡漠、嗜睡甚至昏迷，在小儿，常引起惊厥。

6.消化系统：高热患者交感神经系统兴奋，抑制胃肠蠕动与消化液分泌，可出现食欲下降、口干、消化不良及便秘等情况。另外，高热患者通过皮肤和呼吸道大量蒸发水分，加之限制液体入量及应用脱水药，极易导致脱水，循环血量减少使消化道缺血，从而造成消化道黏膜损伤以至于发生溃疡出血。

7.泌尿系统：高热时，皮肤发汗及呼吸道水分大量丢失，钠盐潴留，使尿量减少，尿比重增高，严重者可出现蛋白尿及管型尿。退热时，尿量增加，尿比重降低。

8.水电解质紊乱：体温上升时，患者排尿和排汗都减少，水、钠、氯在体内潴留。而退热期，皮肤和呼吸道水分蒸发增加，出汗增加，汗液为低渗液，失水大于失钠，血清钠水平及血浆渗透压明显增高，可引起高渗性脱水。患者表现为口渴、皮肤干燥、尿少甚至是无尿等症状，应尽早给予补水治疗。

9.实验室检查：发热因缺乏特异性临床症状及体征，可以先做一般检查，根据一般性筛查结果，再决定进一步检查项目，避免无目的的"撒网式"检查。其中，血、尿、便常规检查为筛查的首选项目。白细胞总数和中性粒细胞分类增高，多考虑为细菌性感染；降低则多考虑为病毒或杆菌感染；中枢性高热患者的实验室检查显示白细胞正常或偏高，分类正常，血细胞比容升高。若怀疑是败血症、肠道或泌尿系统感染，则需分别送血、便、尿培养。各种穿刺液除了送常规检查外，有时需要送培养或涂片检查。

二、紧急处理

 要点

降低体温、积极寻找病因

（一）降低体温

1.物理降温：是一种最简易、有效、安全的降温方法，包括温水擦浴、酒精擦浴、冰帽降温、降温毯等。

2.药物降温：常用解热镇痛剂，如布洛芬、对乙酰氨基酚、阿司匹林等。

（二）查找病因

1.协助医生对患者进行相应检查，判断是否为感染性发热，根据病原学结果选择敏感抗感染药物治疗。

（1）若疑为中枢神经系统感染，建议行脑脊液检查。

（2）肺部感染需进行影像学检查尤其是 CT 扫描。应用或更换抗生素之前，建议留取 1 份下呼吸道分泌物的标本进行直接涂片检查并送培养。

（3）血管内留置导管并有发热时，需检查患者血管内导管的皮肤出口和皮下径路有无炎症、化脓及静脉血栓或栓塞的征象。

（4）手术切开感染性发热的患者，需要注意其切口有无红肿、化脓、压痛等症状，并遵医嘱送标本培养。

（5）具有尿路感染高危因素的发热患者，应取尿液行镜检、革兰染色和培养。

（6）血液感染发热患者，应在发热初期 24h 内留取 3~4 份培养，最好能留取抗感染前的血培养标本。

（7）建议发热患者行粪便检查，如果患者 1d 有 2 次以上的大便，而临床上又有艰难梭菌感染的危险因素或临床评估提示有必要者，应进行相关实验室检查。

2.中枢性高热：致病因素直接损害体温调节中枢，导致下丘脑过度兴奋及发作性自主神经功能紊乱，使体温调定点上移后发出调节冲动，产热大于散热，体温升高。高热无汗是这类疾病的主要特点，常规使用解热镇痛药无效，宜用物理和药物方法降温，如亚低温冬眠治疗。

（三）吸氧

高热患者脑氧代谢率增加，予低流量吸氧，保持 SpO_2 在 96% 以上。

（四）中西医结合治疗

在西医的基础上辅以中医方剂，如安宫牛黄丸、针刺治疗，降温的常用穴位有曲池、大椎、少商、十宣等。

三、观察与护理

 要点

降低体温、病情监测、补充营养和水分、促进舒适

（一）病情监测

1.定时监测体温：体温 38.5℃以上，至少每 4h 监测 1 次体温，直到退热 72h。采用退热措施后 30min 测量体温 1 次。

2.持续心电监护，注意观察高热的临床表现特点，如发热程度、持续时间、有无寒战、出汗等，注意呼吸、脉搏／心率和血压的变化，如有异常及时报告医生并协

助处理。

3.观察高热对患者的影响：是否有食欲减退、消化不良、便秘及消化道出血等消化系统症状；是否有头晕头痛、谵妄、幻觉，小儿有无出现惊厥等中枢系统症状；观察尿液颜色、性状、量，有无蛋白尿和管型尿等。

4.观察高热的原因及诱因有无解除，如术后伤口情况、管道情况等。

5.观察治疗效果，比较治疗前后全身症状及实验室检查结果。

6.观察饮水量、饮食摄取量、尿量，准确记录出入量，维持水电解质平衡。

（二）基础护理

1.物理降温护理

（1）冰袋降温

1）随时观察、检查冰袋有无漏水，是否夹紧。冰袋融化后及时更换，保持布袋干燥。

2）观察用冷部位的局部情况，皮肤色泽，防止冻伤。倾听患者主诉，发生异常则立即停止用冷。

3）冰袋使用30min后测体温，并做好记录。

4）冰袋勿放置于枕后、耳部、阴囊、心前区、腹部、足底等处。

（2）冰帽降温

1）随时观察、检查冰帽有无漏水，冰袋或冰槽内的冰块融化后及时更换或添加。

2）后颈部、双耳部垫海绵，双耳塞不脱脂棉球，双眼覆盖凡士林纱布。

3）加强观察皮肤色泽，如局部皮肤出现发绀，麻木感，应及时停止。

（3）温水或乙醇擦浴

1）温水32~34℃，25%~35%乙醇，每侧擦拭3min，全程控制在20min以内。

2）擦浴过程中，头部放置冰袋，足底放置热水袋，注意观察局部皮肤情况及患者反应。

3）后颈、心前区、腹部、足底为擦浴的禁忌部位，新生儿及血液高热患者禁用乙醇擦浴。

4）擦浴时，以轻拍方式进行，避免摩擦方式，因摩擦易生热。

2.药物降温护理：通过机体蒸发散热而达到降温目的，使用时应注意药物的剂量，尤其对年老体弱及心血管疾病者应防止出现虚脱或休克现象。实施降温措施30min后应测量体温，并做好记录和交班。

3.补充营养和水分：给予高热量、高蛋白、高维生素、易消化的流质或半流质食物，在病情允许的情况下注意饮水量，以每日3000mL为宜。

4.口腔护理：保持口腔清洁，对昏迷患者每日进行两次口腔护理，对人工气道患者采用刷牙式口腔护理。

5. 皮肤护理：每日床上浴 1~2 次，保持皮肤清洁干燥，必要时涂抹润肤露。每 2~3h 翻身 1 次，防止局部皮肤受压循环障碍出现压力性损伤。

6. 管道护理：严格按照护理常规做好各种留置管道的护理，动态评估留置管道，必要时，尽早拔管。

7. 采取措施预防卧床患者常见并发症，如下肢深静脉血栓、便秘等。

8. 给患者提供必要帮助，落实生活护理。

（三）专科护理

1. 亚低温治疗

（1）定义：亚低温治疗在临床上又称冬眠疗法或人工冬眠。它是利用镇静药使患者进入睡眠状态，再配合物理降温，使患者体温处于一种可控性的低温状态。亚低温治疗可降低机体新陈代谢及组织器官的耗氧量，改善血管的通透性，减轻脑水肿及肺水肿，提高血中氧含量，促进有氧代谢，改善心肺功能及微循环。亚低温治疗常用于颅脑损伤及重型颅脑手术后患者、低温麻醉患者、高热惊厥患者或超高热患者、感染中毒性休克早期患者及颅内感染患者等。

（2）方法：将氯丙嗪 100mg、异丙嗪 100mg 及哌替啶 100mg 加 5% 葡萄糖注射液稀释到 500mL，用微量泵先以 5mL/h 的速度从静脉泵入，待患者逐渐进入冬眠状态，对外界刺激反应明显减弱，瞳孔缩小，光反射迟钝，呼吸平稳，频率相对较慢，深反射减弱或消失后，用冰袋联合使用控温帽、控温毯对患者进行物理降温，把患者的肛温控制在 33~35℃，同时将冬眠合剂的泵入速度改为 0.5~2mL/h，再持续静脉维持。

（3）治疗原则：对有亚低温治疗指征的患者，应尽早、尽快实施亚低温治疗。冬眠的深浅度以患者进入睡眠状态为宜，亚低温治疗持续时间不宜过长，一般为 3~5d，最长为 5~7d，颅脑损伤患者接受亚低温治疗 24~48h 易引起颅内压反跳，需密切观察。

2. 亚低温护理

（1）环境要求：最好将亚低温治疗的患者置于单间病房，保持室内清洁、安静、空气新鲜，室温控制在 20~25℃，以免因室温过高而影响患者体温的下降和稳定。同时，室内应定时进行空气消毒，每日进行 2 次紫外线照射，每次 30~60min，使空气净化，以降低感染的发生率。

（2）神经系统观察：亚低温对脑组织无损害，但低温可能会掩盖颅内血肿的症状，应特别提高警惕。复温过快、发生肌颤易引起颅内压增高。因此，应注意颅内压的监测，严密观察意识、瞳孔及生命体征的变化，必要时给予脱水和激素治疗。

（3）呼吸监测及护理

1）呼吸频率及节律：亚低温治疗的患者由于冬眠合剂的影响，中枢神经系统处于抑制状态，因此呼吸频率相对较慢，但节律整齐。若患者呼吸频率太慢或快慢不等，胸廓呼吸运动明显变小，出现点头样呼吸，应考虑呼吸中枢抑制过深，应立即停用冬眠合剂，必要时给予呼吸中枢兴奋药静脉滴入或气管加压给氧。

2）保持呼吸道或人工气道的通畅：冬眠合剂中的异丙嗪具有明显的抗组胺作用，可使呼吸道分泌物黏稠。若在亚低温治疗过程中，患者出现呼吸困难、发绀、吸气"三凹征"，提示呼吸道有梗阻现象，应及时吸出痰液及分泌物，保持其通畅，同时应重视人工气道的湿化及温化，纠正、维持患者水平衡，以维持呼吸道黏液 - 纤毛的正常排出功能，防止呼吸道分泌物潴留，避免痰栓形成引起缺氧，合并肺部感染。

（4）循环监测：密切监测心率、血压、脉搏、肢端末梢血供及面色等。正常情况下，若亚低温治疗有效，由于冬眠合剂的抗肾上腺素能作用，患者应表现为微循环改善，肢端温暖，面色红润，血压正常，脉搏整齐有力，心率偏慢。若患者出现面色苍白、肢端发绀、血压下降、心律失常，提示有循环障碍，说明冬眠过深及体温太低，应立即停用冬眠药物并给予保温，纠正水电解质及酸碱平衡失调，必要时使用血管活性药物改善微循环。

（5）体温监测及护理：密切监测体温变化，每 30min 监测 1 次肛温，保持肛温在 33~35℃。若患者的温度超过 36℃，说明亚低温治疗的效果较差，若低于 33℃，易出现呼吸、循环功能异常，若低于 28℃，易出现心室颤动。

（6）物理降温：在亚低温治疗中，使用冬眠合剂的时候，必须配合物理降温。物理降温一般采用冰袋、冰毯，应在患者进入冬眠状态，各种反射减弱或消失后开始进行，否则在降温过程中，患者易因出现寒战反应而引起机体代谢增加，降温速度应以每小时降低 1℃为宜，3~4h 即可达到治疗温度。在进行物理降温的时候，一定要避免患者冻伤。

（7）体位护理：冬眠合剂中的异丙嗪和哌替啶具有扩张血管、降低血压的作用，因此亚低温治疗中的患者最好取平卧位，不能使患者突然坐起或剧烈搬动患者，否则易出现循环不稳而导致直立性低血压。

（8）复温护理：亚低温治疗结束后，复温时应先撤去物理降温，让体温自然恢复，同时逐渐降低冬眠合剂的量，最后停用冬眠合剂。切忌突然停用冬眠合剂，以免病情反复。若体温不能自行恢复者，可采用加盖被子、温水袋等方法，协助复温。复温速度控制在每 4h 升高 1℃，12h 后使温度（肛温）恢复至 36~37℃。

（9）预防并发症：亚低温治疗的患者，对外界的刺激反应差，容易出现各种并发症，因此应做好患者的皮肤、口腔、泌尿道等的护理，勤翻身、拍背，行局部按摩，预防肺部感染、泌尿系统感染及压力性损伤的发生。氯丙嗪易引起便秘，因此应注意观察患者有无腹胀、便秘出现，必要时进行灌肠或使用缓泻药。

参考文献

[1] 李小寒, 尚上梅. 基础护理学 (第4版)[M]. 北京: 人民卫生出版社, 2010.
[2] 张建宁, 王任直, 胡锦. 神经外科重症监护手册[M]. 北京: 人民卫生出版社, 2016.

[3] 陈骏萍, 易杰, 郑晋伟. 围术期体温监测与保护[M]. 北京: 科学技术文献出版社, 2018.

[4] 张国梁. 急危重症诊疗要点[M]. 北京: 中国纺织出版社有限公司, 2020.

[5] 韩宏光, 李白翎, 邓丽, 等. 亚低温脑保护中国专家共识[J]. 中华危重病急救医学, 2020, 32(04): 385–391.

第二节　缺氧识别与护理应对

脑组织中几乎没有能量储备, 需要血液循环不中断地供应氧气和葡萄糖。因各种原因导致的低氧血症或脑血液供应减少甚至中断, 可在短时间内导致脑功能障碍。脑组织长时间缺氧可引起神经元不可逆的变性坏死。实验显示在一般常温下, 脑血液供应完全停止 8s 后, 皮质组织内的氧分子即被全部消耗并出现脑电图 (EEG) 异常; 10~20s 意识障碍; 停止 3~4min 后脑组织内游离葡萄糖消耗殆尽。因脑缺氧的程度和持续时间的不同, 临床上可表现为短暂缺氧发作或缺氧缺血性脑病。缺氧对中枢神经系统的影响程度取决于缺氧的程度 (表 2-1) 和发生的速度。通常停止供氧 4~5min 即可引起不可逆的脑损害。

表 2-1　缺氧程度对中枢神经系统的影响

PaO$_2$ (mmHg)	临床表现
< 60	注意力不集中、智力和视力轻度减退
< 50	一系列神经精神症状 (如头痛、烦躁不安、定向力和记忆力障碍等)
< 30	神志丧失乃至昏迷
< 20	数分钟可造成神经细胞不可逆性损伤

一、护理评估

✓ 要点

烦躁不安、发绀、意识丧失、生命体征紊乱

(一) 短暂缺氧发作

短暂缺氧发作又称晕厥发作, 是由脑血流突然减低和 (或) 血液含氧量突然下降引起的突然、短暂而可逆的临床事件。造成晕厥的原因很多, 多数为心源性晕厥或血管迷走性晕厥。晕厥发作时, 患者临床常表现有面色苍白, 有时亦可发绀, 突然意识丧失伴短暂肌张力丧失或强直痉挛，严重时可出现抽搐。发作过程可持续 10 ~ 60s。在研究和诊断晕厥发作时，可进行同步心电图（ECG）记录，以确定 ECG 和 EEG 改变之间的因果关系。

（二）缺氧缺血性脑病

缺氧缺血性脑病（HIE）可由低氧血症性缺氧（PO_2 下降）或缺血性缺氧（脑血管痉挛、颅内高压继发脑灌注不足，心搏骤停等）引起。患者出现以下情况提示脑缺血缺氧：意识改变或原有意识障碍加深，瞳孔改变，生命体征改变，肌力下降，肌张力改变，癫痫发作，精神症状，神经系统功能受损等。自主神经对于缺氧的反应通常表现为短时间的高血压伴心动过速。但是，如果不立即纠正，进一步缺氧可能会造成心排血量减少、严重的心动过缓、外周血管扩张、休克、代谢性酸中毒，甚至死亡。

缺氧缺血性脑病常见肌阵挛。缺氧后动作性肌阵挛表现为运动性或意向性肌阵挛，常伴有其他神经体征，包括小脑共济失调、步态异常、姿势跌落和全身性癫痫发作等。

缺氧引发严重损伤时，头颅 CT 扫描的特征性表现是灰白质交界模糊，基底核区低密度影。缺氧后会出现弥散性的低密度和脑肿胀，脑肿胀导致脑室受压可出现天幕裂孔疝。也可单独表现或伴发交界区梗死（图 2-1）。当 CT 不能明确诊断时，则需要进行 MRI，其特征性表现为皮质等部位的的带状高信号改变等（图 2-2）。

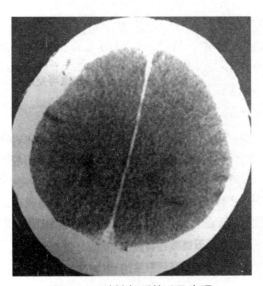

图 2-1 脑缺氧后的 CT 表现

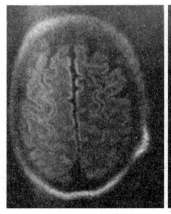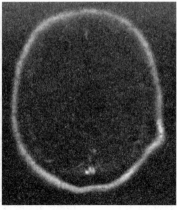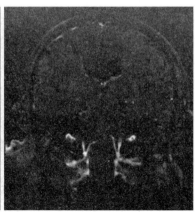

图 2-2　脑缺氧后的 MRI 表现

二、紧急处理

 要点

改善低氧血症；增加脑供血；降低脑氧耗；手术去除病因

1. 吸氧：保持呼吸道通畅，给予中 – 高流量吸氧，必要时呼吸机辅助呼吸，维持 PaO_2 在 60mmHg 以上。

2. 配合医生快速鉴别脑缺氧的原因，以便采取精准化的治疗措施。脑缺氧原因包括：全身性低氧血症性缺氧（PaO_2 下降）、局部缺血性缺氧（脑血管痉挛、颅内高压继发脑灌注不足）、心搏骤停。

3. 体位管理：根据脑缺氧的病因采取针对性体位，以增加脑供血供氧。

4. 药物治疗：考虑脑血管痉挛引发的脑缺血缺氧时，根据医嘱使用扩血管药物以缓解脑血管痉挛，改善脑供血，如尼莫地平注射液；考虑因颅内高压继发的脑灌注不足时，根据医嘱使用降颅压药物及血管活性药物等；考虑因各种原因引发的休克性脑供血供氧不足时，按休克的处置流程进行处理。

5. 手术治疗：出现脑出血、脑疝或先兆脑疝等紧急情况时，积极配合医生行脑室钻孔引流术、开颅去骨瓣减压术等对症手术治疗。

6. 根据医嘱决定是否采取亚低温脑保护策略，降低脑氧耗。

三、观察与护理

✓ 要点

密切监测病情、促进脑供血供氧、预防各种并发症

（一）病情监测

1. 观察患者生命体征，尤其是呼吸频率、节律、深度的变化，观察缺氧及二氧化碳潴留改善情况，观察意识状态及神经精神症状、心率、心律、血压；出现意识变化的患者，尤其要注意检查瞳孔大小及对光反射、肌力、肌张力、腱反射及病理反射等，必要时积极协助医生进行颅脑 CT、MR 等辅助检查，进一步分析颅内病变情况。

2. 监测血氧饱和度（SpO_2），可通过监护仪上的血氧仪直接测到，它是一种无创性连续监测，对评估缺氧程度、考核氧疗效果及调整吸氧浓度有一定的参考价值，但由于氧离曲线的特点及局部血液循环状态会影响 SpO_2 值，使其在抢救中受到一定限制。

3. 遵医嘱及时行动脉血气分析，关注动脉血气分析氧分压的变化情况，必要时协助医生建立人工气道、呼吸机辅助呼吸。

4. 有配备脑氧监测仪的单位，可进行脑氧监测。

5. 有条件行持续颅内压监测时，ICP 保持在 5~15mmHg 或遵医嘱设定参数报警范围，预防颅内压过高继发的脑灌注不足及其他严重并发症。

6. 如实施亚低温脑保护，需注意随时调整降温帽，确保在正确的位置，耳部及枕后部需加衬垫与降温帽隔开，避免直接与降温帽接触。需关注头部局部皮肤情况，预防出现冻疮或压伤等。

7. 准确记录出入量，维持液体和内环境平衡。

（二）基础护理

1. 注意：绝对卧床休息，避免发生跌倒、坠床等意外。

2. 口腔护理：保持口腔清洁，对留置人工气道患者，建议采用刷牙式口腔护理。

3. 皮肤护理：每日床上浴 1~2 次，保持皮肤清洁干燥，必要时涂抹润肤露。每 2h 翻身，防止局部皮肤受压导致循环障碍，出现压力性损伤。

4. 排尿：关注患者出入量情况，留置导尿管者，应每日温水擦拭尿道口，保持引流装置密闭性，每日评估尿管留置的必要性，尽早拔管。

5. 排便：每日评估排便情况，听诊肠鸣音，评估消化功能。对意识障碍卧床患

者，应预防性使用缓泻药，如酚酞、乳果糖等，促进排便，预防便秘。

（三）专科护理

1. 短暂缺氧发作

（1）绝对卧床休息，避免发生跌倒、坠床等意外。

（2）确保呼吸道通畅，按需增加供氧流量和（或）供氧浓度。

（3）使用心电监护仪密切监测生命体征及氧饱和度的变化。

（4）配合医生积极查找病因并做好患者及其家属的心理护理和健康宣教。

2. 缺氧缺血性脑病

（1）绝对卧床，避免发生跌倒、坠床等意外。昏迷患者按昏迷护理常规落实基础护理，采取积极措施预防坠积性肺炎、皮肤压力性损伤及下肢深静脉血栓等卧床并发症。

（2）使用心电监护仪密切监测生命体征及氧饱和度的变化，有配备脑氧监测仪的单位，可进行脑氧监测。

（3）确保呼吸道通畅，遵医嘱实施血气分析检测，并给予适当的供氧流量和供氧浓度。呼吸困难者积极配合医生采取应对措施（内容详见第1章第四节）。

（4）密切监测意识、瞳孔、肌力、肌张力及病理征等的变化，为判断病情预后提供依据。

（5）配合医生积极查找病因，对症处理并做好患者及其家属的心理护理和健康宣教。

参考文献

[1] 李庆印, 陈永强. 重症专科护理[M]. 北京: 人民卫生出版社, 2018: 86–90.

[2] 刘晓燕. 临床脑电图学[M]. 北京: 人民卫生出版社, 2017: 549–555.

[3] [德] Stefan Schwab, Peter Schellinger, Christian Werner, 等. 神经重症医学 (第2版) [M]. 雷霆, 译. 武汉: 湖北科学技术出版社, 2014: 555–567.

[4] 徐德保, 唐云红. 神经外科护理查房手册[M]. 北京: 化学工业出版社, 2014: 294–295.

第三节　低血容量性休克识别与护理应对

低血容量性休克是指各种原因引起的循环容量丢失而导致的有效循环血量与心排血量减少、组织灌注不足、细胞代谢紊乱和功能受损的病理生理过程。当血管内容积比血管容量明显减少，血容量降低15%~25%时，就会发生低血容量性休克。低血容量性休克的临床表现分为代偿期和失代偿期。代偿期表现为主要以液体丢失，容量血管收缩代偿为主要表现；失代偿期主要为组织缺血进一步加重，继而出现神志淡漠、反应迟钝等。低血容量性休克的特征为虚脱、皮肤苍白和湿冷、脉搏细速，以及呼吸急促，称为休克的"4P"征。

一、护理评估

 要点

血压低、皮肤苍白和湿冷、脉搏细速、呼吸急促

1. 生命体征：主要对血压、脉搏、呼吸、体温进行监测。失血性休克的发生与否及其程度取决于机体血容量丢失的量和速度。心率增快是休克最早的临床表现，但是注意鉴别其他导致心率快的常见因素，如疼痛、发热等。

（1）血压及脉压：休克前期由于机体代谢机制，血压变化不大。休克晚期机体代偿，血压呈进行性下降。通常认为收缩压＜90mmHg、脉压＜20mmHg 是休克存在的表现。血压回升，脉压增大则是休克好转的征象。

（2）脉搏：休克早期脉率增长，加重时脉率降低。根据休克指数 ＝ 脉率／收缩压（mmHg），判断休克的有无及轻重。

休克指数	休克程度
0.5	无休克
＞1.5	有休克
＞2.0	严重休克

（3）呼吸：呼吸增速、变浅、不规则，表示病情恶化。呼吸增至 30 次／分以上后降至 8 次／分以下，均表示病情危重。

2. 尿量：尿量是反映肾脏血液灌注情况的重要指标之一。

尿量	灌注情况
＜25mL/h	血容量不足
补液后＜0.5mL/（kg·h）	肾脏功能受损
＞30mL/h	休克改善

3.皮肤：皮肤黏膜的色泽，温度和湿度反映体表灌注情况。观察患者皮肤和口唇黏膜是否苍白、发绀，观察四肢是否湿冷或干燥潮红。补充血容量后，观察四肢有无转暖，皮肤是否变干燥。如皮肤湿冷、发绀、苍白、花斑等，毛细血管充盈时间＞2s，则提示外周组织低灌注。

4.意识状态：组织缺血进一步加重，可能出现神志淡漠、反应迟钝，甚至昏迷。

5.体温：患者体温是否偏低或者高热。多数患者体温偏低，感染休克患者有高热，若体温突升至40℃以上或骤降至36℃以下，常表示病情危重。

二、紧急处理

◎ 要点

补充血容量、明确病因、对症处理

1.体位管理：休克卧位，头胸抬高10°~20°，下肢抬高20°~30°。

2.吸氧：保持呼吸道通畅，必要时气管插管或呼吸机辅助呼吸。

3.补充血容量：建立2条静脉通路，遵医嘱给予快速静脉补液，第1~2h补足1000~2000mL。必要时进行中心静脉插管，可同时监测CVP。常用的液体有复方氯化钠、林格液或低分子右旋糖酐–40溶液等。遵医嘱应用血管活性药物，如多巴胺、间羟胺、去甲肾上腺素、酚妥拉明、山莨菪碱等。

4.对症处理：针对病因，对症止血止痛。

三、观察与护理

◎ 要点

休克卧位、密切监测病情、有效氧合、监测出入量

（一）病情监测

1.保持中凹卧位，抬高头胸部，有利于保持气道通畅，改善通气功能，从而改善缺氧症状；抬高下肢，有利于静脉血回流，增加心排血量而使休克症状得到缓解。

2.持续心电监护，严密监测生命体征及意识、瞳孔的变化，有异常及时报告医生并协助处理。

3.持续吸氧，维持血氧饱和度在96%以上，必要时建立人工气道、呼吸机辅助

呼吸。

4. 记录出入量。输液时，尤其在抢救过程中，应有专人准确记录输入液体的种类、数量、时间、速度等，并详细记录 24h 出入量以作为后续治疗的依据。

（二）基础护理

1. 口腔护理：保持口腔清洁，对于昏迷患者应每日进行 4 次口腔护理，人工气道患者采用刷牙式口腔护理。

2. 皮肤护理：每日床上擦浴 2 次，保持皮肤清洁干燥，必要时涂抹润肤露。每 2h 翻身 1 次，防止局部皮肤受压，导致循环障碍出现压疮。

3. 排尿：观察患者出入量是否平衡，留置导尿管者应每日用温水擦拭尿道口，每日评估尿管留置的必要性，尽早拔管。

4. 排便：每日评估排便情况，听诊肠鸣音，评估胃肠消化功能。意识障碍卧床患者可预防性使用缓泻剂，如酚酞、乳果糖等，促排便，防止便秘。

参考文献

[1] Lier H, Bernhard M, Hossfeld B. Hypovolemic and hemorrhagic shock [J]. Der Anaesthesist, 2018, 67(3): 225–244.

[2] 管向东, 司向. 休克定义及分型的再思考[J]. 协和医学杂志, 2019, 10(05): 438–441.

[3] Karthik V, Sunil C, Amit G, et al. Evaluation and management of haemorrhagic shock in polytrauma: Clinical practice guidelines [J]. Journal of Clinical Orthopaedics and Trauma, 2020(prepublish).

[4] Kalkwarf K J, Cotton B A. Resuscitation for Hypovolemic Shock [J]. Surgical Clinics of North America, 2017, 97(6).

[5] Charles H, E M S M, Michael B, et al. Utilization of Medical Codes for Hypotension in Shock Patients: A Retrospective Analysis [J]. Journal of multidisciplinary healthcare, 2021, 14.

[6] 高清, 刘建立, 王作军. 治疗低血容量休克的复苏剂[J]. 中国新药与临床杂志, 2021, 40(06): 417–420.

[7] 舒航. 58例低血容量性休克的护理体会 [J]. 甘肃科技, 2018, 34(05): 132–133.

[8] 赵明杏. 67例危重病人低血容量休克的护理观察 [J]. 内蒙古中医药, 2015, 34(12): 159.

第四节　高血压危象识别与护理应对

高血压危象包括高血压急症及高血压亚急症。高血压急症是指原发性或继发性高血压患者疾病发展过程中，在一些诱因的作用下血压突然和显著升高［通常收缩压＞180mmHg 和（或）舒张压＞120mmHg］，病情急剧恶化，同时伴有进行性心、脑、肾、视网膜等重要的靶器官功能不全的表现。收缩压或舒张压急剧升高，无靶器官急性损伤者定义为高血压亚急症。需要强调的是，靶器官损害而非血压水平是区别高血压急症与高血压亚急症的关键。在判断是否属于高血压急症时，还需要注重其较基础血压升高的幅度，这比血压的绝对值更为重要。

一、护理评估

 要点

血压高、心血管系统、眼底及神经系统改变

（一）血压

血压突然升高，通常收缩压＞180mmHg和（或）舒张压＞120mmHg。

（二）心血管系统

心脏增大，可出现急性左侧心力衰竭。患者出现呼吸困难，肺部听诊可发现有无肺水肿。心脏检查可发现心脏扩大、颈静脉怒张、双肺底湿啰音、病理性第三心音或奔马律。肾方面可有少尿、氮质血症、尿毒症的表现。腹部听诊可闻及肾动脉狭窄导致的杂音。少数有恶心、呕吐。

（三）眼底及神经系统

眼底视网膜出血、渗出或（和）视盘水肿（图2-3）。必要时可做散瞳检查。新发的出血、渗出、视盘水肿情况存在则提示高血压急症。神经系统方面注意有无头痛、嗜睡、抽搐、昏迷。注意评估意识状态、有无脑膜刺激征、视野改变及局部病理性体征等。

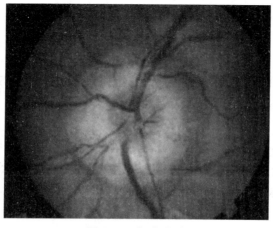

图2-3　视盘水肿

二、紧急处理

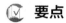 **要点**

查病因治疗、控制血压、合理抢救

（一）控制血压

1. 高血压急症

（1）高血压急症降压治疗的第一目标是在 30~60min 将血压降低到一个安全水平。由于患者基础血压水平各异、合并的靶器官损害不一，这一安全水平必须根据患者的具体情况决定。除特殊情况外（缺血性脑卒中、主动脉夹层），建议在第 1~2h 使平均动脉血压迅速下降但不超过 25%。一般控制在近期血压升高值的 2/3 左右。

（2）在达到第一目标后，应放慢降压速度，加用口服降压药，逐步减慢静脉给药的速度，逐渐将血压降低到第二目标。建议在后续的 2~6h 将血压降至 160/（100~110）mmHg，根据患者的具体病情适当调整。

（3）若第二目标的血压水平可耐受且临床情况稳定，在以后 24~48h 逐步降低血压达到正常水平。

2. 休息可以使血压下降，因此在初期（起病数小时内）应以动态监测为主，应在休息并观察的前提下，给予口服降压药治疗，在 24~48h 使血压逐渐降至 160/100mmHg，之后门诊调整剂量，可应用长效制剂控制血压，以期在数周内血压达标。尽量避免静脉降压或口服快速降压药。

（二）合理抢救

根据临床表现和诊断，进行抢救，准备好各种抢救用品。

（三）查病因治疗

高血压急症病情稳定后，寻找血压异常升高的可纠正原因或诱因是预防再次复发的关键。减少患者活动，预防脑水肿，出现脑水肿可用甘露醇、呋塞米等；抗心力衰竭可用扩血管药物；治疗氮质血症可用血液透析等。

三、观察与护理

✓ **要点**

监测病情、有效氧合、心理护理

（一）病情监测

1. 持续心电监护，严密监测患者生命体征及意识、瞳孔的变化，有异常立即报告医生并协助处理。

2. 加强巡视及早发现各种并发症的早期症状，如意识及呼吸等症状，严格监测血压及尿量等，配合患者的各项检查如心电图、血气分析、影像检查等，如有昏迷患者，注意呼吸道管理、口腔护理，尤其是防止压疮的发生，了解患者的全身情况。

3. 体位：床头抬高 30°，改善脑血管供血供氧。

（二）吸氧护理

给不同并发症患者选择适当的吸氧方式，观察吸氧效果。根据不同并发症的发生，配合医生做好各种治疗措施的准备，包括气管插管的准备、呼吸机的准备等。

（三）基础护理

1. 环境护理：保持病房环境舒适安静，空气流通，温度以 22~24℃为宜。

2. 口腔护理：保持口腔清洁，做好口腔护理，对心力衰竭的多痰患者给予吸痰护理，熟悉掌握动作要领，避免长时间反复吸痰及吸痰过程中的负压损伤口鼻腔黏膜，护理动作轻柔快速。

3. 排便：每日评估排便情况，听诊肠鸣音，评估消化功能。对意识障碍卧床患者预防性使用缓泻药，如酚酞、乳果糖等，促排便，防止便秘。

（四）用药护理

1. 根据患者情况不同，选择不同的降压方式。对于高血压急症经静脉降压治疗后血压达到目标值，且靶器官功能平稳的患者，应考虑逐渐过渡到口服用药。降压药物剂型改变过渡期间应严密监测各项生命体征及靶器官功能变化。

2. 护理人员密切观察患者的心律、心率和血压变化，同时严密监测尿量，正常人尿量应＞30mL/h，如患者尿量＜30mL/h，应及时报告医生。输液前选择较易暴露且粗大的静脉，并给予静脉留置针穿刺以便于进行各种药物治疗和患者的检查等，严密观察药物的疗效和不良反应。

（五）心理护理

抢救治疗容易引起患者的恐惧、焦躁心理，特别是老年患者，更容易悲观甚至对治疗失去信心。在治疗及护理过程中的态度要和蔼，语言中要多些安慰鼓励，鼓励患者说出内心感受，耐心讲解检查和治疗的相关知识。还有各项护理操作的目的、程序，取得患者配合。告知患者病情好转的每个指标，改善患者的心理状态，保持稳定健康的情绪。

（六）健康教育

告知患者及家属坚持长期服药的重要性，不可随意增加或减少药物，患者及其家属要了解药物的名称、剂量、用法、不良反应等。患者及家属应掌握高血压危象的诱因及预防措施，指导患者正确地测量血压，尽量做到四定（定时间、定部位、定体位、定血压计），并做血压与服药关系的记录。宜低盐、低脂、低胆固醇饮食，限制钠盐的摄入量，每日<5g。成年男性食盐的摄入量每增加 1g/d，其收缩压可平均升高 2kPa，舒张压升高 1kPa。鼓励患者多食新鲜蔬菜瓜果，教育患者改变不良生活习惯，戒烟酒，限制咖啡、浓茶等的摄入，因其可引起血压增高，诱发心律失常。

参考文献

[1] 王增武, 王文. 中国急诊高血压诊疗专家共识 (2017修订版) 解读[J]. 中国循环杂志, 2018, 33(S2): 39–44.

[2] 中华急诊医学教育学院, 北京市心肺脑复苏重点实验室, 首都医科大学附属北京朝阳医院急诊医学临床研究中心, 等. 中国高血压急症诊治规范[J]. 中华急诊医学杂志, 2020, 29(9): 1154–1161.

[3] 李静, 谭静, 朱玮玮, 等. 老年人异常血压波动临床诊疗中国专家共识[J].中华高血压杂志, 2017, 25(02): 132–140.

[4] 解洪荣. 老年高血压的血压控制目标与诊疗研究进展[J]. 世界临床药物, 2017, 38(05): 298–304.

[5] 贾建萍, 么冰, 任肖晶. 高血压危象急性期的护理体会[J]. 中西医结合心血管病电子杂志, 2019, 7(30): 120–125.

[6] 宋淑梅. 高血压危象的急救及护理[J]. 世界最新医学信息文摘, 2018, 18(13): 237.

[7] 高血压合理用药指南 (第2版)[J]. 中国医学前沿杂志 (电子版), 2017, 9(07): 28–126.

[8] 陈子清, 洪大吟, 范景如, 等. 抢救42例高血压急症的护理体会[J]. 岭南急诊医学杂志, 2021, 26(01): 93–94.

[9] 秦宁. 探讨护理干预在高血压急症患者中的应用效果[J]. 中国实用医药, 2017, 12(36): 174–175.

[10] 中国高血压防治指南修订委员会高血压联盟, 中华医学会心血管病学分会, 中国医师协会高血压专业委员会, 等. 中国高血压防治指南 (2018年修订版)[J]. 中国心血管杂志, 2019, 24(1): 24–56.

第五节　急性尿潴留识别与护理应对

尿液在膀胱内不能排出称为尿潴留。急性发作者称为急性尿潴留（AUR）。急性尿潴留起病急骤，多数表现为疼痛和强烈的排尿欲望，膀胱在短时间内突然充满尿液而不能排出。如尿液完全潴留膀胱，称为完全性尿潴留。如排尿后仍有残留尿液，称为不完全性尿潴留。引起急性尿潴留发病的原因有很多，如良性前列腺增生、前列腺恶性肿瘤、尿道狭窄、麻醉术后（全身麻醉、硬膜外及腰椎麻醉）、尿路感染、尿路上皮恶性肿瘤、尿道或者膀胱结石、创伤（脊髓损伤、骑跨伤、骨盆骨折等）、压力性尿失禁术后、便秘、药物、传染病、神经系统疾病和不明因素等。治疗原则是解除病因，恢复排尿。

一、护理评估

要点

下腹部闷胀痛，尿意窘迫，欲尿不出

1. 疼痛：膀胱高度膨胀，下腹部胀痛，烦躁，辗转不安。
2. 强烈的排尿欲望：有排尿的感觉但不能自行排出，有时从尿道溢出部分尿液（充溢性尿失禁），但不能减轻下腹部疼痛。
3. 其他：伴有胸闷、心悸、头晕、出汗及口干等症状。

二、紧急处理

要点

解除病因、诱导排尿、导尿

1. 热敷法：热敷耻骨上膀胱区及会阴，对尿潴留时间较短，膀胱充盈不严重的患者常有很好的疗效，也可采用热水浴，如在热水中有排尿感，可在水中试排，不要坚持出浴盆排尿，防止失去自行排尿的机会。

2. 按摩法：顺脐至耻骨联合中点处轻轻按摩，并逐渐加压，可用拇指点按关元穴（图 2-4）部位约 1min，并以手掌自膀胱上方向下轻压膀胱，以助排尿，切忌用力过猛，以免造成膀胱破裂。

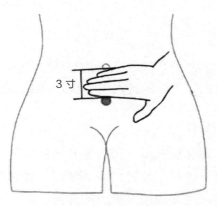

图 2-4　点按关元穴

3. 敷脐疗法：用食盐 250g 炒热，布包熨脐腹，冷后炒热敷脐。或用独头蒜 1 个，栀子 3 枚，盐少许捣烂，摊纸上贴脐。

4. 导尿法：一般应在无菌条件下进行，由医护人员操作，目前国外对于尿潴留患者，也提倡居家自行导尿。

5. 穿刺抽尿法：在无法插入导尿管的情况下，为暂时缓解患者痛苦，可在无菌条件下，在耻骨联合上缘二指正中线处，行膀胱穿刺，抽出尿液。

三、观察与护理

☑ 要点

缓解情绪、循序诱导、导尿、预防指导

（一）心理护理

做好患者的安抚工作，解释急性尿潴留的发病原因和治疗过程，消除患者不必要的焦虑和紧张情绪，使患者心情放松，以最佳的心情状态配合并参与治疗。

（二）诱导排尿

如利用流水声、热敷诱导排尿，也可采取手握冰块，或使患者双手指垂于水中的方法诱导排尿。

（三）针灸治疗

针灸治疗对尿潴留有较好的效果，一般选穴阴陵泉、足三里、关元、膀胱俞、肾俞等。

（四）导尿

当诱导排尿和针灸治疗无效时，应立即导尿。导尿时，首次排尿不能超过1000mL，应使尿液分段排出，以防膀胱内压突然下降而引起休克或膀胱出血。

（五）耻骨上膀胱造瘘术

如果不能经尿道操作解除尿潴留，则行耻骨上膀胱造瘘术。对有下腹部手术史的患者，需要在超声引导下进行。最后，如果耻骨上膀胱穿刺造瘘也不可行，就只能选择开放性膀胱造瘘术，此方法作为最后的选择。对于尿道口狭窄或包茎所致的急性尿潴留，可选择尿道口扩张或包皮环切术治疗。

（六）健康宣教

1. 指导患者及其家属掌握诱导排尿的方法，如听流水声、热敷、按摩下腹部等。按摩时，顺脐到耻骨联合中点处轻轻按摩，并逐渐加压，以手掌自膀胱上方向下轻压膀胱，帮助排尿，注意不要用力过猛，以免造成膀胱破裂。

2. 注意合理饮食，以清淡、易消化的饮食为主，忌辛辣、刺激性饮食。多饮水，以利排尿。戒烟、戒酒，养成良好的生活习惯。

3. 指导患者尿急时应立即排尿，避免憋尿。

4. 避免着凉受寒，逐步改善患者的排尿功能。有研究表明，膀胱治疗仪有助于改善急性尿潴留患者的排尿功能。

5. 遵医嘱定期复诊，积极治疗引起尿潴留的原发病。

参考文献

[1] 许士海, 宋奇, 王进, 等. 急性尿潴留的诊断与治疗进展 [J]. 全科护理, 2017, 15(36): 4502–4505.

[2] 郭宝, 宫莉莉. 隔附子灸关元、中极穴治疗外科术后急性尿潴留临床疗效观察[J]. 辽宁中医药大学学报, 2020, 22(07): 114–116.

[3] 刘红霞. 合治疗急性脑卒中后尿潴留疗效观察 [J]. 实用中医药杂志, 2015, 31(06): 558.

[4] 田鱼. 中医护理方法在产后急性尿潴留病人中的应用效果探析[J]. 实用临床护理学电子杂志, 2019, 4(49): 96–99.

[5] 赵文永, 胡林元. 急性尿潴留的诊治分析[J]. 中国实用医药, 2015, 10(32): 262–263.

[6] 李高勇. 膀胱穿刺造瘘在治疗急性尿潴留的应用[J]. 世界最新医学信息文摘, 2016, 16(52): 111–112.

[7] 常艳华, 王会, 李旭东, 等. 经尿道前列腺扩裂术治疗中年前列腺增生致急性尿潴留的疗效[J]. 中国微创外科杂志, 2018, 18(09): 819–821.

[8] 黄凌, 张肖翔, 王真, 等. "3+1" 膀胱功能恢复法对剜除术治疗良性前列腺增生合并急性尿潴留患者的影响[J]. 齐鲁护理杂志, 2020, 26(22): 21–24.

[9] 周玉芳. 膀胱治疗仪在良性前列腺增生症合并急性尿潴留患者排尿功能恢复中的效果观察[J]. 世界最新医学信息文摘, 2019, 19(32): 82.

第六节　胃潴留识别与护理应对

胃潴留或称胃排空延迟，抑或胃肌轻瘫是指胃内容物贮积而未及时排空。凡呕吐出 4~6h 以前摄入的食物，或空腹 8h 以上，胃内残留量（GRV）＞200mL 者，表示有胃潴留存在。本病分为器质性与功能性两种，前者包括消化性溃疡所致的幽门梗阻，及胃窦部或邻近器官的原发或继发的肿瘤压迫、阻塞所致的幽门梗阻。

一、护理评估

☑ 要点

呕吐、上腹饱胀、疼痛

1. 呕吐：胃潴留的主要表现，日夜均可发生，每日一次至数次。呕吐物常为宿食，一般不含胆汁。昏迷患者空腹 8h 以上，胃内残留量＞200mL，表示患者有胃潴留情况。

2. 上腹饱胀和疼痛：亦多见。腹痛可为钝痛、绞痛或烧灼痛。呕吐后症状可暂时获得缓解。

3. 其他：急性患者可致脱水和电解质代谢紊乱；慢性患者则可有营养不良和体重减轻。严重或长期呕吐者，因胃酸和钾离子的大量丢失，可引起碱中毒，并致手足抽搐。

二、紧急处理

☑ 要点

预防误吸、纠正饮食、对症治疗

1. 体位管理：头偏向一侧，防止误吸，若有胃管，回抽出胃内容物。

2. 一般治疗：给予少渣饮食，补充维生素和微量元素。

3. 纠正水电解质与酸碱失衡。

4. 对症治疗：给予促进胃动力药物，如枸橼酸莫沙必利片、甲氧氯普胺片、多潘立酮片、马来酸曲美布汀片等。

5. 其他：积极治疗原发病，若为梗阻所致，必要时行手术治疗。

三、观察与护理

✅ 要点

抬高床头、评估病情、胃残余量监测、对症治疗

（一）病情评估

1. 推荐每天评估患者的肠内营养的喂养耐受性，评估内容包括体格检查、排气和排便通畅情况、放射学评估和患者的主诉（如腹痛或腹胀等）、血糖控制状况及镇静水平，在根据评估结果的基础上判断是否停止肠内营养或调整肠内营养速度。若GRV＞500mL时，应重新评估。

2. 建议采用《重症患者急性胃肠损伤分级评分表》，对危重症肠内营养支持的患者进行喂养不耐受性评估。

（二）鼻饲护理

1. 体位：对重症患者常规采用经鼻胃管喂养，喂养期间，将床头抬高30°~45°，需平卧的患者除外，如休克、腰椎穿刺术后患者、全麻术后患者。输注速度由少量逐步增加，一般以20mL/h开始输注。

2. GRV监测：对于存在喂养不耐受或高误吸风险的重症患者，每4h监测GRV。有条件的单位可行床边胃超声GRV监测。连续2次监测GRV＞250mL，使用促胃动力药物，如枸橼酸莫沙必利片、多潘立酮等。对经鼻胃管喂养不耐受的危重症患者，可考虑给予甲氧氯普胺、红霉素等。

3. 在肠内营养输注前1h内，可给予半固态剂（甲氧基果胶或水溶性膳食纤维），以提高喂养耐受性。

4. 根据患者的疾病状况、胃肠道功能状况及营养需求，选择适合患者的营养制剂。若全胃肠道功能良好的患者，可选择整蛋白型肠内营养制剂；若有部分胃肠道功能的患者或胃肠道功能耐受性不佳者（存在肠梗阻风险、肠道缺血或严重肠蠕动障碍者，持续性腹泻不能耐受其他肠内营养制剂者，吸收不良及对膳食纤维反应较

差者，重症胰腺炎或短肠综合征等重症患者），可使用预消化的短肽型肠内营养制剂；若胃肠道功能完全丧失或大型手术的重症患者，可考虑肠外 / 静脉营养支持。

5. 建议对经鼻胃管喂养不能耐受且使用促动剂 24~48h 后，喂养不耐受症状仍然存在（GRV＞500mL）、胃排出梗阻、胃瘫或者有高误吸风险的患者，采用幽门后喂养途径，如鼻肠管等。

（三）中医护理

1. 根据患者个体情况采用中医药的方法进行辨证论治，包括中药内服、通便灌肠、外敷及针灸穴位等治疗。

2. 对于腹胀及恶心呕吐者，建议采用理气通腑的方法，如应用生大黄（10~15g）、大承气汤或厚朴排便合剂等内服，通便灌肠液、桃核承气汤等灌肠，芒硝 150g 或生姜敷脐，也可采用针灸穴位或采用新斯的明 1mg 于足三里穴位注射或腹部按摩。

参考文献

[1] 吴白女, 潘慧斌, 黄培培, 等. 肠内营养并发胃潴留规范化处理流程对危重症患者喂养达标率的影响[J]. 中华护理杂志, 2018, 53(12): 1458–1462.

[2] 米元元, 黄海燕, 尚游, 等. 中国危重症患者肠内营养治疗常见并发症预防管理专家共识 (2021版)[J]. 中华危重病急救医学, 2021, 33(08): 903–918.

[3] 陈丽, 袁慧, 李菊芳, 等. 肠内营养相关并发症预防与管理最佳证据总结[J]. 肠外与肠内营养, 2021, 28: 109–116.

[4] 史平, 吴白女, 黄培培. 危重症患者肠内营养并发胃残余处理方式的指南系统评价[J]. 解放军护理杂志, 2019, 36(12): 32–36.

[5] 颅脑创伤患者肠内营养管理流程中国专家共识 (2019) [J]. 中华创伤杂志, 2019(03): 193–198.

[6] Reintam Blaser A, Starkopf J, Alhazzani W, et al. Early enteral nutrition in critically ill patients: ESICM clinical practice guidelines[J]. Intensive care medicine, 2017, 43(3): 380–398.

[7] 米元元, 黄培培, 董江, 等. 危重症患者肠内营养不耐受预防及管理的最佳证据总结[J]. 中华护理杂志, 2019, 54: 1868–1876.

第七节　胃出血识别与护理应对

胃是上消化道的一部分，胃出血俗称上消化道出血（图 2-5），主要表现是呕血和（或）黑便，清醒患者常感恶心腹胀，呕吐物、胃管抽出物中含有咖啡样物或血，柏油样便，大量出血常伴有血容量减少引起的急性周围循环衰竭，严重者呈休克状态，甚至危及生命，是常见急症。胃的炎症、机械性损伤、血管病变、肿瘤、全身性疾病等均可出现胃出血。

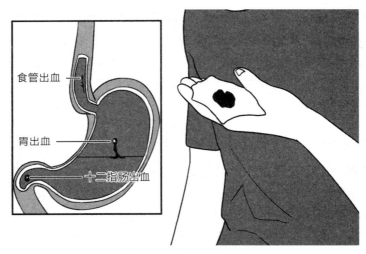

图2-5　上消化道出血

一、护理评估

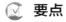 **要点**

呕血、黑便、失血性周围循环衰竭、氮质血症

（一）呕血和黑便

呕血和黑便是上消化道出血的特征性表现。幽门以上出血者常有黑便和呕血，幽门以下出血者常有黑便。出血量少而速度慢者可仅见黑便，出血量大而速度快者可因血液反流入胃引起呕血。消化道出血在便潜血试验阳性提示出血量＞5mL/d；出现黑便提示出血量在50mL以上。胃内积血量达到250~300mL时可致呕血。当超过1000mL或占循环血容量20%时，则为上消化道大出血。

（二）失血性周围循环衰竭

上消化道大量出血时常发生急性周围循环衰竭，其程度轻重因出血量大小和失血速度快慢而异。当出血量超过1000mL且速度快时，可引起头昏、心悸、出汗、口渴、晕厥、脉搏细速、脉压变小、血压波动，如果不及时治疗，进而出现皮肤湿冷、花斑，患者精神萎靡或烦躁，重者反应迟钝、意识模糊。

（三）发热

大量出血后，多数患者在24h内出现发热，体温一般不超过38.5℃，持续3~5d。可能为循环血容量减少，急性周围循环衰竭，导致体温调节中枢功能障碍所致。

（四）氮质血症

肠道中血液的蛋白质消化产物被吸收，引起血中尿素氮浓度增高，称为肠性氮质血症。出血量大导致周围循环衰竭和肾衰竭，亦可引起氮质血症。

（五）贫血

患者可出现面色苍白，伴头晕、心悸。程度取决于失血量、出血前有无贫血、出血后液体平衡状态因素。出血早期血象检查无变化；3~4h 后组织液渗入血管内使血液稀释才出现贫血。出血 24h 内网织红细胞即见增高，出血停止后逐渐降至正常，如出血不止可持续升高。

二、紧急处理

 要点

建立静脉通道、快速补液、输血、纠正休克

---

1. 严密监测出血征象

（1）准确记录呕血、黑便和便血的频度、颜色、性质、次数和总量。

（2）定期复查血细胞比容、血红蛋白、红细胞计数、血尿素氮等。

（3）严密观察患者的意识状态、血压、脉搏、肢体温度、皮肤和甲床色泽、周围静脉充盈情况、尿量等，意识障碍和排尿困难者需留置尿管。对危重大出血者必要时进行中心静脉压、血清乳酸测定，老年患者常需心电、血氧饱和度和呼吸监护。

2. 对于大出血和老年患者应建立中心静脉通道，便于快速补液输血。

3. 快速补液、输血纠正休克

（1）通常主张先输液，存在以下情况时考虑输血：收缩压低于 90mmHg，或较基础收缩压下降超过 30mmHg；血红蛋白低于 70g/L，红细胞比容低于 25%；心率增快，每分钟超过 120 次。

（2）凡是患者出现面色苍白、出冷汗、烦躁不安、脉细速、血压下降等休克症状时，应立即给予平卧、吸氧、快速输液等抗休克治疗。

（3）当患者病情危重、紧急时，输液、输血同时进行。不宜单独输血而不输液，因急性失血后血液浓缩，此时输血并不能有效地改善微循环的缺血、缺氧状态。输注库存血较多时，每 600mL 血应静脉补充葡萄糖酸钙 10mL。对肝硬化或急性胃黏膜损害的患者，尽可能采用新鲜血。

（4）对高龄、伴心肺肾疾病患者，应防止输液量过多，以免引起急性肺水肿。对于急性大量出血者，应尽可能施行中心静脉压监测，以指导液体的输入量。

（5）血容量充足的指征：收缩压 90~120mmHg；脉搏 <100 次／分；尿量 >40mL/h、血 Na^+ <140mmol/L；神志清楚或好转，无明显脱水表现。

4.胃管负压吸引。留置胃管持续吸引可防止胃扩张，并能清除胃内胃酸和积血，了解出血情况。

5.使用冰盐水或血管收缩剂洗胃。冰盐水灌洗或血管收缩剂滴入，可使黏膜血管收缩达到止血目的。

6.药物治疗。在明确病因诊断前推荐经验性使用 PPI ＋生长抑素＋抗菌药物（＋血管活性药物）联合用药，以迅速控制不同病因引起的上消化道出血，尽可能降低严重并发症的发生率及病死率。

7.纤维内镜直视下止血、应用三腔二囊管压迫止血（图 2-6）。

8.必要时，行介入治疗或手术治疗。

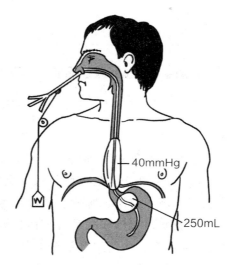

图 2-6　三腔二囊管压迫止血

三、观察与护理

✓ **要点**

卧床休息、密切监测病情、有效止血、预防再出血

（一）病情监测

1.严密观察患者神志，监测生命体征：大出血者每 15~30min 测血压、脉搏 1

次，必要时进行心电监护。

2. 观察末梢循环情况：甲床、皮肤颜色、四肢温度及静脉充盈程度。

3. 观察粪便、呕吐物的颜色、性状及量，有异常及时报告医生处理。

4. 观察周围循环情况：防止出血量大引起低血容量性休克。

5. 观察出血停止的情况，防止再出血，并预防并发症。

6. 要区分患者早期误咽口腔、鼻腔损伤和颅底骨折所出的血液，一般这些出血发生在受伤早期，且多能自停。消化道出血发生较晚，在有效治疗之前，胃液持续呈咖啡色或红色。

（二）基础护理

1. 口腔护理：每日 2 次口腔护理，呕血后及时漱口，保持口腔及鼻腔清洁。

2. 体位管理：大出血时患者绝对卧床休息，平卧位，将下肢略抬高，以保证脑部供血。保持呼吸道通畅；呕血时头偏向一侧，避免误吸。

3. 饮食管理

（1）活动性出血期应禁食，止血后 1d 或 2d 渐进食高热量、高维生素温流质饮食，限制钠和蛋白质摄入，避免进食粗糙、坚硬、辛辣等刺激性食物，细嚼慢咽、少食多餐。情况好转后进食少量温凉流质，逐渐过渡到半流饮食或软食，少量多餐，避免粗糙或高纤维食物，限制钠和蛋白质的摄入。

（2）大量出血、休克状态、恶心、呕吐情况下应禁食，由外周静脉营养补液并保持水电解质平衡。

（3）出血停止 24h，无恶心、呕吐、临床表现血压稳定、心率平稳，血常规示血红蛋白无明显变化者，可给予流质温凉流食，以米汤为主。

（4）出血停止病情稳定的患者，可给予无刺激少渣半流饮食。

4. 皮肤护理：由于患者存在意识障碍、体温升高、大小便失禁及营养失衡等症状，护理人员需定时对患者身体进行清洁，每日床上擦浴 1~2 次，保持床单位整洁，保证患者皮肤清洁干燥，必要时涂抹润肤露，增强患者皮肤韧性。2~3h 翻身 1 次，防止压力性损伤的产生。

5. 心理护理：护理人员应观察患者及患者家属的心理变化，如果患者家属存在情绪波动大、惶恐等情绪要及时进行沟通交流并正确引导，避免其情绪波动影响患者治疗状态。若患者出现害怕、情绪低沉等情况，护理人员可与患者家属交流后对患者进行心理支持，缓解患者压力，督促患者保持心情舒畅，避免不良情绪。

（三）专科护理

1. 胃肠减压护理

（1）胃肠减压期间应禁食、禁饮。一般应停服药物。

（2）妥善固定胃管，防止移位或脱出。

（3）保持引流通畅：维持有效负压，必要时用生理盐水 10~20mL 冲洗胃管，以保持管腔通畅。

（4）观察引流物颜色、性质和量，并记录 24h 引流液总量。

（5）加强口腔护理：预防口腔和呼吸道感染，必要时给予雾化吸入，以保持口腔和呼吸道的湿润及通畅。

（6）观察胃肠减压后肠功能恢复情况，鼓励患者在床上翻身，有利于胃肠功能恢复。

（7）拔管指征：无肉眼可见咖啡色胃液引出，粪便、胃液潜血试验阴性者，可拔除胃管。

（8）拔管方法：拔胃管时，先将吸引装置与胃管分离，捏紧胃管末端，嘱患者吸气并屏气，迅速拔出，以减少刺激，防止患者误吸。擦净鼻孔及面部胶布痕迹，妥善处理胃肠减压装置。

2. 三腔二囊管的护理

（1）置管期护理。

1）置管前应建立静脉通道，备好止血药等应急物品。

2）置管深度 55~65cm 后注入空气 150~200mL，使气囊压力达 50mmHg，然后向外轻轻牵拉使气囊压迫胃底曲张静脉，再注气 100mL，使囊内压力达 40mmHg。

3）管外端置 0.5kg 沙袋牵引。

（2）置管后护理。

1）定期抽取胃液，观察出血是否停止，同时做好记录。

2）遵医嘱冲洗胃腔，以清除积血，减少胺的吸收，避免诱发肝性脑病。

3）出血停止后，放松牵引及放出囊内气体，观察 24h，未再出血可拔管。

4）拔管前口服液体石蜡 20~30mL，缓慢拔管。气囊压迫一般以 3~4d 为限，继续出血者适当延长。

5）昏迷者可继续留管用于注食注药。

参考文献

[1] 李兆申, 湛先保. 急性非静脉曲张性上消化道出血诊治指南 (草案)[J]. 中华内科杂志, 2005, 44 (1): 73-76.

[2] 董丽丽, 周荣斌. 急性上消化道出血救治研究现状[J]. 中国实用内科杂志, 2021, 41(3): 203-208.

[3] 徐丽. 浅析三腔二囊管压迫止血术的临床护理[J]. 现代医学与健康研究, 2018, 2(11): 106.

[4] 王攀茹. 上消化道出血患者的病情观察及护理[J]. 中国实用医药杂志, 2017, 12(24): 162-163.

第八节　心律异常识别与护理应对

心律异（失）常是指心脏冲动的起源部位、心搏频率和节律及冲动传导的任一异常。可由各种器质性心血管病、药物中毒、电解质和酸碱平衡失调等因素引起，部分心律失常也可由自主神经功能紊乱引起。临床上按心律失常发作时心率的快慢分为快速性心律失常和缓慢性心律失常两大类，前者见于期前收缩、心动过速、心房颤动和心室颤动等；后者以窦性缓慢性心律失常和各种传导阻滞为常见。此章节只探讨心率快、慢两种情况。

一、护理评估

要点

心率 >120 次 / 分、心率 <50 次 / 分

正常成人的心率为 60~100 次 / 分，超过 120 次 / 分或低于 50 次 / 分为危急值。

（一）窦性心动过速

成人安静时心率超过 100 次 / 分（一般不超过 160 次 / 分），常见原因如下。

1. 发热：可能与中枢神经受损、术后吸收热或术后感染有关。如术后短期内出现突发高热，且药物降温效果不佳时，可考虑为中枢性发热。这常见于出血破入脑室及第三脑室、原发性脑室出血和蛛网膜下隙出血的患者。颅脑外伤术后及开颅术后可常见感染发热，尤其是鞍区术后。

2. 疼痛：患者出现疼痛时往往可伴随心率增快，予以镇痛后心率可恢复至正常。

3. 容量不足：神经外科容量不足常见于大量使用脱水、利尿药物及开颅手术后的患者，因循环血量锐减，导致中心静脉压低，心率加快，血压降低，皮肤湿冷等一系列休克症状。

4. 癫痫、间脑发作：颅脑外伤的患者往往会出现症状性癫痫；间脑发作的根本原因是交感神经系统活性升高。在这两个症状出现时患者都伴有心率加快，大汗，肌张力增高等表现。

5. 颅内压过低：颅内压低（ICP ＜ 5mmHg）往往反映容量不足，从而出现头晕，呕吐等多种不适症状，可引起心率偏快。

6. 其他：身体舒适度不足，如尿管不通畅导致憋尿；气管插管不耐受；呼吸道不通畅、精神紧张等。

（二）窦性心动过缓

每分钟心脏搏动次数少于正常人心率范围下限（60 次 / 分）称之为窦性心动过缓。大多通过神经、体液机制经心脏外起作用，或是直接作用于窦房结而引起窦性心动过缓，常见原因如下。

1. 迷走神经中枢兴奋性增高：如脑出血、脑肿瘤、脑外伤等引起的颅内压升高，导致迷走神经兴奋，使窦房结自律性降低而发生窦性心动过缓。

2. 颅内压增高：疾病初期意识障碍可出现嗜睡、反应迟钝，严重病例可出现昏睡、昏迷，伴有瞳孔散大、对光反射消失，出现去皮质强直。生命体征变化为血压升高、脉搏徐缓、呼吸不规则（两慢一高）、体温升高等病危状态，甚至呼吸停止，最终因呼吸衰竭而死亡。脑疝形成尤为明显，无论是小脑幕切迹疝或枕骨大孔疝，早期脉搏轻微减慢，到了中期慢而有力，晚期慢而弱。

3. 激素水平低：影响心率的激素有许多，但以甲状腺激素最为明显，当甲状腺激素低下的时候，心率会出现减慢的症状。

4. 衰竭：机体因某种原因负荷过重从而产生组织细胞增生肥大的现象，称为机体代偿过程。代偿达到极限时，机体失去代偿能力称为失代偿，即衰竭。当患者进入衰竭期时可出现血压逐渐降低、心率减慢，体温下降等一系列症状。

5. 电解质紊乱：高钾血症、血液酸碱度改变者。

6. 麻醉代谢不完全：术后患者可出现因麻醉引起的心律失常，如麻醉过浅，血容量较低，贫血及缺氧可致心动过速；手术牵拉内脏或眼心反射引起迷走神经功能亢进，表现为心动过缓。

7. 其他：镇静药物用量过大；降心率药物使用过量等。

二、紧急处理

☑ **要点**

扩容、降颅内压、维持电解质平衡、维持生命体征

（一）心率快

1. 紧急扩容：判断患者为容量不足导致的心率过快后应立即予以快速补液，采取休克体位（图 2-7）。

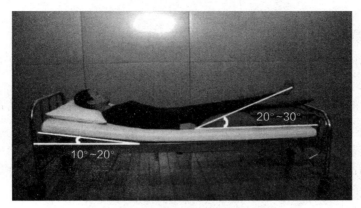

图 2-7　休克中凹卧位

2. 镇静、镇痛：因癫痫、间脑发作、疼痛等引起的心率过快应遵医嘱给予镇静或镇痛的药物，如咪达唑仑、地西泮、苯巴比妥钠、异戊巴比妥钠、布托啡诺、酮咯酸氨丁三醇等。

3. 药物治疗：排除容量不足的患者应报告医生，予以对症的药物处理，如艾司洛尔、美托洛尔、普萘洛尔等；心律失常、心房颤动等心脏疾病导致的心率快可由医生请会诊后给予胺碘酮类等专科用药予以复律；因高热引起心率快的患者可同时使用物理及药物降温，并在 30min 后观察降温效果对心率的影响，如降温后心率仍快，应考虑其他原因予以对症处理。

（二）心率慢

1. 降低颅内压：观察患者意识、瞳孔及肌力变化，予以脱水药物治疗，如甘露醇注射液、呋塞米等。

2. 维持电解质平衡：根据医嘱予以利尿去钾或静脉滴注碳酸氢钠注射液等对症处理。

3. 维持生命体征：衰竭的患者应予以保暖、升压、激素补充等对症处理，予以高营养治疗，保证机体能量充足，维持基本生命体征。

4. 药物治疗：根据患者情况，遵医嘱予以升心率的药物，如阿托品、多巴胺、异丙肾上腺素、间羟胺等。

三、观察与护理

☑ **要点**

密切监测病情、监测 CVP、保持各种通道通畅、提高患者的舒适度

（一）病情监测

1. 持续心电监护，严密监测生命体征及意识、瞳孔的变化，有异常及时向医生报告并协助处理。

2. 密切监测中心静脉压，正确定位测量中心静脉压（图 2-8），若中心静脉压低于 5cmH$_2$O，及时报告医生，予以对症处理。

3. 准确记录出入量，保持出入量平衡。

4. 做好颅内压（ICP）监测，ICP＜5mmHg 或 ICP＞15mmHg 时报告医生并协助医生处理。

5. 密切关注患者各个通道是否通畅，是否出现躁动不安或精神异常。

6. 患者出现原因不明的心率快或心率慢时，为排除心脏疾病，应立即予以床旁心电图检查，保留结果，告知医生，请专科会诊以确定治疗方案。

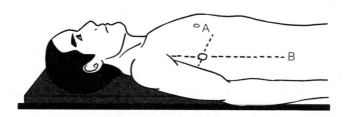

图 2-8　中心静脉压定位：A 为第四肋间；B 为腋中线

（二）基础护理

1. 口腔护理：保持口腔清洁，昏迷患者口腔护理 2 次 / 天，人工气道患者采用刷牙式口腔护理。

2. 皮肤护理：床上浴 1~2 次 / 天，保持皮肤清洁干燥，必要时涂抹润肤露。2~3h 翻身 1 次，防止局部皮肤受压，血液循环出现障碍，继而出现压力性损伤。

3. 排尿：观察患者出入量平衡，留置导尿管者每日温水擦拭尿道口，保持引流装置密闭性，每日评估尿管留置必要性，尽早拔管。

4. 排便：每日评估排便情况，听诊肠鸣音，评估消化功能。意识障碍卧床患者预防性使用缓泻药，如酚酞、乳果糖等，促排便，防止便秘。

5. 环境：保持整洁舒适的住院环境，避免嘈杂脏乱。

6. 心理护理：关心、细心、耐心，认真了解患者需求，给予心理疏导。

7. 注意事项：确诊为心脏疾病的患者，应遵医嘱规范用药，注意用药安全，不要擅自加用其他药物、停药或改变用药剂量。清醒的患者应指导其保持良好心态，情绪一旦紧张、激动，会使交感神经兴奋，儿茶酚胺增加，使心率加快，血压升高，心肌耗氧量亦明显增加，加重冠心病、心力衰竭患者的病情，更严重时这些变化会导致心律失常，引起心脏骤停。

（三）专科护理

1. 癫痫发作的护理

（1）患者侧卧位，或头偏向一侧，让呕吐物和黏液等流出，保持呼吸道通畅，避免脑外伤癫痫患者将呕吐物和黏液吸入气管，发生堵塞，引起窒息，以及发生吸入性肺炎。

（2）在脑外伤癫痫发作时，可先让脑外伤患者平卧，用纱布或小毛巾包裹压舌板放在上、下牙之间，以免抽搐时咬伤舌头。如患者已有牙关紧闭的表现，除舌头已被咬的情况下，不可用暴力撬开患者的牙。

（3）根据医嘱给予镇静药物，并观察镇静效果，防止镇静过度诱发患者病情变化。

2. 间脑发作的护理：间脑发作的表现包括血压升高、心动过速、瞳孔散大、高热、多汗、呼吸频繁、肌张力增高、姿势异常、部分肢体抽搐。

（1）保持呼吸道通畅：出现高热、呼吸急促、抽搐，应予以清理呼吸道分泌物，取出义齿，放置牙垫，防止舌后坠，持续吸氧，防止窒息。可静脉注射镇静药物，但注射时应注意速度要缓慢，防止出现呼吸抑制。必要时可行气管插管或激素治疗喉痉挛。

（2）降低体温：出现高热时应持续冰敷，若患者出现持续高热可使用人工冬眠＋亚低温的方法。这种方法同时具备镇静催眠和降温作用，但冬眠期间要密切观察生命体征，防止循环衰竭及呼吸心搏骤停的发生；监测颅内压、脑灌注压，防止冻伤、压力性损伤及深静脉血栓形成。

（3）注意水电解质及酸碱平衡：当患者出现中枢性呼吸衰竭、明显脱水、严重贫血时，皆可出现水电解质酸碱平衡紊乱。因此，定期复查动脉血气及电解质，准确记录患者出入量，及时补充每日需要量及丢失量以维持水电解质酸碱平衡。

（4）营养及防止深静脉血栓形成：注意患者的营养支持，加强四肢按摩及被动运动，四肢穿弹力袜，防止深静脉血栓的发生。

（5）其他护理：加强基础护理，动作轻柔，防止在护理工作中诱发并发症的发生，加强特殊器械护理的监管，掌握特殊器械护理的适应证及其操作规范，防止可能产生的不良反应。

参考文献

[1] 宋明浩. 重度颅脑损伤并间脑发作12例分析[J]. 中国误诊学杂志, 2010, 10(25): 6277–6273.

[2] 李乐之, 路潜. 外科护理学 (第6版)[M]. 北京: 人民卫生出版社, 2017.

[3] 王耀山, 王德生. 神经系统疾病鉴别诊断学[M]. 北京: 军事医学科学出版社, 2004: 529–530.

[4] 胡岩. 心血管内科. 高级医师进阶[M]. 北京: 中国协和医科大学出版社, 2016: 25–150, 401–406, 416–420.

第九节　窒息/误吸识别与护理应对

　　窒息是人体的呼吸过程由于某种原因受限或异常，导致全身各器官组织缺氧，二氧化碳潴留引起的组织细胞代谢障碍、功能紊乱和形态结构损伤的病理状态。当人体严重缺氧时，器官和组织会因为缺氧而广泛损伤、坏死，尤其是大脑。气道完全堵塞造成不能呼吸只要1min，心搏就会停止。窒息是危重症死亡的最重要原因之一。误吸是指进食（或非进食）时在吞咽过程中有数量不一的液体或固体食物进入到声门以下的气道。分为显性误吸和隐性误吸。误吸会影响患者呼吸功能，造成吸入性肺炎、呼吸衰竭等严重后果，患者甚至可能因窒息而死亡。已有研究发现，意识障碍患者误吸发生率为70%，神经外科重症监护室（ICU）患者误吸发生率为39.2%，脑肿瘤患者术后误吸发生率为8.16%。

一、护理评估

要点

呛咳、呼吸困难、发绀、喘鸣样闭气

　　误吸临床表现主要有气促、心动过速、肺顺应性下降、SpO_2下降，听诊有喘鸣和爆裂声，气道吸引可见误吸物；胸部X线显示弥漫浸润表现。

（一）临床出现以下症状提示有误吸的发生

1. 进食过程中嗓音改变。
2. 吞咽中或吞咽后咳嗽。
3. 呼吸时发出痰鸣音或咕咕声。
4. 胸部和颈部听诊有异常呼吸音。
5. 突发呼吸困难、气喘，甚至发绀。

（二）误吸的分度评估

　　Ⅰ度：偶有误吸，无并发症。

　　Ⅱ度：对液体有误吸，但对自身的分泌物或进食时能控制，临床上无肺部炎症和慢性缺氧症状。

Ⅲ度：经口进食流质或固体食物时均有误吸，间歇性发生肺炎或缺氧症状。

Ⅳ度：对液体、固体食物或口腔、咽腔分泌物有严重危及生命的误吸，并有慢性肺炎或低氧血症。

二、紧急处理

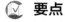 **要点**

右侧卧位、清理呼吸道、海姆立克急救

1. 一旦发现患者误吸，立即使患者头偏向一侧，头低脚高位，叩拍背部，尽可能使吸入物排出，同时通知医生。

2. 及时清理口腔、气管内异物，胃肠减压，虽不能将胃完全清空，但可减少胃内的积气及存液，使呼吸道通畅。

3. 备好抢救仪器与物品，迅速建立静脉通道，维持有效循环血量、保证急救药物的应用，尽快缓解呼吸困难，使血氧饱和度上升。

4. 严密观察患者生命体征、神志、瞳孔及血氧饱和度、呼吸频率与节律变化，及时报告医生采取措施并做好监护记录。

5. 窒息的应急处理推荐首选海姆立克急救。操作要点：冲击吸入异物者的腹部及膈肌下软组织，以此产生向上的压力，进而挤压肺部残留气体，形成向上的气流，将堵在气管中的异物向外冲击。

（1）成人：如果是成人患者，则站其背后，用两手臂环绕患者的腰部，然后一手握拳，将拳头的拇指一侧放在患者胸廓下和脐上的位置。再用另一手抓住拳头、快速向上重击压迫患者的腹部。重复以上手法直到异物排出（图 2-9）。

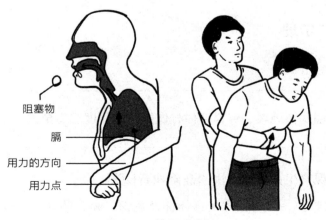

图 2-9　海姆立克法

（2）3岁以下幼儿：应马上把患儿抱起来，一只手捏住患儿颧骨两侧，手臂贴着患儿的前胸，另一只手托住患儿后颈部，让其面部朝下，趴在救护人膝上。在患儿背上拍1~5次，并观察其是否将异物吐出（图2-10）。

（3）自救：自救时应该稍稍弯腰，靠在一固定的水平物体上，以物体边缘压迫上腹部，快速向上冲击。重复以上方法，直到异物排出（图2-11）。

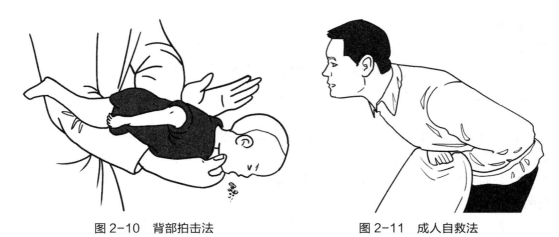

图2-10 背部拍击法　　　　　图2-11 成人自救法

6.如出现意识丧失，呼吸心搏停止，应立即进行胸外心脏按压，根据病情给予气管插管、气管切开、人工呼吸、加压给氧、心电监护等心肺复苏抢救措施，遵医嘱给予抢救用药。

7.处理同时及时报告上级医生、科主任、护士长。

8.患者病情好转、神志清楚、生命体征逐渐平稳后，及时清洁患者口腔，整理床单位，安慰患者和其家属，做好心理护理。

9.据实、准确记录处理抢救过程，详细了解误吸发生的原因，制订有效预防措施，避免类似问题发生。

三、观察与护理

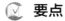 **要点**

加强病情观察、专科评估、做好气道管理、安全进食指导

（一）严密观察生命体征，快速准确执行医嘱

1.持续心电监护，严密监测生命体征及意识、瞳孔的变化，有异常及时报告医生并协助处理。

2. 保持呼吸道通畅，定时给予患者翻身、拍背，雾化吸入、吸痰等护理措施。

3. 遵医嘱给予持续低 – 中流量吸氧，维持血氧饱和度在 95% 以上。

4. 及时执行医嘱，准确给药。

（二）一般护理

1. 口腔护理：保持患者口腔的清洁度，给予有效的口腔护理，昏迷患者口腔护理 4 次 / 天，人工气道患者采用刷牙式口腔护理。注意进食前后的口腔卫生，减少细菌的误咽。

2. 加强安全防护，必要时适当使用约束带，上好床档。

3. 做好患者及家属的心理疏导，使患者及其家属不要恐惧、害怕。

（三）专科护理

1. 对住院患者进行误吸风险评估（表 2-2）。

表 2-2　住院患者误吸风险评估表

序号	评估内容	评估计分标准			评估结果
		1 分	2 分	3 分	
1	年龄	10~49 岁	50~80 岁	>80 岁或 <10 岁	
2	神志	清醒	清醒 + 镇静	昏迷	
3	痰液性质	少	多 + 稠	多 + 稀薄	
4	合并老年痴呆、脑血管意外、重症肌无力、帕金森病	无	1 种	1 种以上	
5	饮食	禁食	普食	流质或半流质	
6	体位	半卧位≥30°	半卧位≤30°	平卧	
7	饮水试验	1 级	2 级	3 级及以上	
8	人工气道机械通气	无	有	/	
评分标准		分数	危险程度	总分	
		10~12 分	低度危险	误吸风险等级	
		13~18 分	中度危险		
		19~23 分	重度危险		

（1）评估要求：入院（转入）、手术（介入）、病情变化（级别护理更改为上一级、医嘱变更饮食）、评分≥ 19 分，每日评估 1 次；评分 10~18 分，每周评估 1 次。

（2）护理措施

1）低度危险：患者一般神志清醒，能够进行言语交流。健康宣教是此类患者的重点，包括饮食种类、进食时的体位、一次进食量、速度的控制。留置胃管鼻饲患者，每4h测定胃内残留量，胃残余量大于200mL暂停鼻饲。

2）中度、重度危险：此类患者多需留置胃管。①意识障碍患者，尤其GCS评分<9分及老年患者鼻饲前进行翻身，吸净呼吸道分泌物；②喂养前检查并确定胃管在位，床头抬高≥30°，并在鼻饲结束后30min内仍保持30°体位；③采取适宜管径大小的胃管进行鼻饲，成人可选择14号胃管；④采取低流速、匀速喂养方式进行鼻饲；⑤每4h测定胃内残留量，胃残余量>200mL暂停鼻饲；⑥检查有无腹胀、反流等误吸危险因素，听诊肠鸣音；⑦机械通气患者每4h测定气囊压力，维持在25~30cmH$_2$O。

2. 安全进食管理

（1）餐具选择：①患者手抓握能力较差时，应选用匙面小、难以黏上食物、柄长或粗、边缘钝的匙羹，便于患者稳定握持餐具；②如患者用一只手舀碗里的食物有困难，碗底可加用防滑垫，防止患者舀食物时碰翻碗具；③可用杯口不接触鼻的杯子，这样患者可以在不费力伸展颈部的情况下饮用液体；④在吸口或注射器上加上吸管等，慎重调整一口量。

（2）食物的性状与调配：①密度均匀；②黏性适当；③不易松散；④稠的食物比稀的食物更安全；⑤兼顾食物的色、香、味及温度等。

（3）进食体位的选择：能坐位不要平卧，能在餐桌上进餐不在床边；不能维持坐位的患者至少取躯干屈曲30°的仰卧位，头部前屈，喂食者位于健侧。餐后保持姿势，患者进食后应保持半卧位或者抬高床头45°~60°，维持30~60min，防止食物反流引起误吸。

（4）进食姿势的选择：改变进食姿势可改善或消除吞咽误吸症状。①头部旋转，适用于单侧咽部麻痹的患者；②侧方吞咽，适用于一侧舌肌和咽肌麻痹患者；③低头吞咽，适用于咽期吞咽启动迟缓患者；④从仰头到点头吞咽，适用于舌根部后推运动不足患者；⑤头部后仰，适用于食团口内运送慢患者；⑥空吞咽与交互吞咽，适用于咽收缩无力患者。

（5）进食一口量及进食速度：一口量，即最适于吞咽的每次摄食入口量。一般先以少量试之（流质1~4mL），然后酌情增加。为减少误吸的危险，应调整合适的进食速度，前一口吞咽完成后再进食下一口，避免2次食物重叠入口的现象。

（6）进食观察：神志不清、疲倦或不合作者勿喂食。有义齿者应戴上后再进食。经口进食期间记录24h入量，若不足及时补充，如补液、鼻饲等。进食过程中如出现有误吸症状，如呼吸改变、呛咳、清喉咙、声音混浊等，应立即停止进食，鼓励患者咳出食物并告知护士。如患者在进食过程中突然出现剧烈呛咳、血氧饱和度下降，同时在气道吸出食物残渣则表示该患者可能发生了显性误吸，应立即报告医生，共同处理患者。

参考文献

[1] 张晓梅, 周春兰, 周宏珍, 等. 脑卒中病人预防误吸的标准化护理流程及措施[J]. 护理研究, 2020, 34(1): 1–8.

[2] 李秀云, 孟玲. 吞咽障碍康复护理专家共识[J]. 护理学杂志, 2021, 36(15): 1–4.

[3] 李佳, 牛蓓蓓, 肖倩, 等. 神经外科ICU机械通气患者胃内容物误吸的危险因素分析[J]. 中华现代护理杂志, 2017, 23(15): 2041–2045.

[4] 李梦媛, 石倩, 鲁军帅. 脑肿瘤病人术后误吸现状及其影响因素[J]. 护理研究杂志, 2021, 7(35): 2593–2596.

第十节　颅内压增高识别与护理应对

颅内压增高是神经外科常见临床病理综合征，是颅脑损伤、脑肿瘤、脑出血、脑积水和颅内炎症等共有征象，由于上述疾病使颅腔内容物体积增加或颅腔容积减少超过颅腔可代偿的容量，导致颅内压持续在 1.96kPa（约 14.7mmHg）以上，并出现头痛、呕吐和视盘水肿三大病征，称为颅内压增高。

一、护理评估

☑ 要点

头痛、喷射性呕吐、复视、库欣综合征

---

1. 头痛：这是颅内压增高最常见的症状之一，程度不同，以早晨或晚间较重，部位多在额部及颞部，可从颈枕部向前放射至眼眶。头痛程度随颅内压的增高而进行性加重。用力、咳嗽、弯腰或低头活动时常使头痛加重。头痛性质以胀痛和撕裂痛为多见。

2. 呕吐：头痛剧烈时，可伴有恶心和呕吐。呕吐呈喷射状，易发生于饭后，系迷走神经受激惹所致。呕吐后头痛可有所缓解。

3. 视盘水肿：这是颅内压增高的重要客观体征之一。表现为视盘充血，边缘模糊不清，中央凹陷消失，视盘隆起，静脉怒张。若视盘水肿长期存在，则视盘颜色苍白，视力减退，视野向心缩小，称为视神经继发性萎缩（图 2–12）。此时如果颅内压增高得以解除，往往视力的恢复也并不理想，甚至继续恶化和失明。

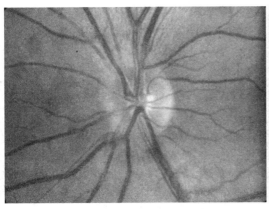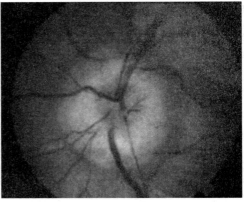

图 2-12 视盘正常（左）和视盘水肿（右）

以上 3 种表现被称为颅内压增高"三主征"。

4. 意识状态：慢性颅内压增高的患者往往神志淡漠，反应迟钝；急性颅内压增高者常有明显的进行性意识障碍甚至昏迷。

5. 生命体征：典型的颅内压增高会出现库欣综合征，即血压升高，尤其是收缩压升高，脉压增大；脉搏缓慢、宏大有力；呼吸深慢等。严重患者可因呼吸衰竭而死亡。

6. 其他：颅内压增高还可出现复视、头晕、猝倒等。婴幼儿可见头皮静脉怒张、囟门饱满、张力增高和骨缝分离。减压窗可见隆起、张力增高如额。

7. 颅内压值监测：颅内压（ICP）＞15mmHg，可见波形改变（图 2-13 和图 2-14）。

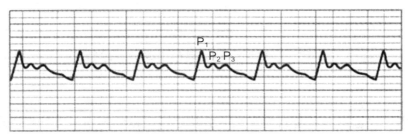

图 2-13 正常颅内压波形

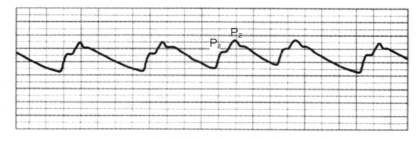

图 2-14 颅内压增高波形

二、紧急处理

◎ 要点

甘露醇快速静滴降颅压、大脑钻孔引流术、开颅减压术

---

1. 体位管理：抬高床头 30°，以利于脑血液回流，降低颅内压。

2. 吸氧：给予中 – 高流量吸氧，保持呼吸道通畅，必要时呼吸机辅助呼吸，维持 SpO_2 在 96% 以上。

3. 药物治疗：遵医嘱给予快速脱水降颅压和激素治疗。

4. 手术治疗：大脑钻孔引流术、开颅去骨瓣减压术。

三、观察与护理

◎ 要点

抬高床头、密切监测病情、有效氧合、预防各种并发症

（一）病情监测

1. 持续心电监护，严密监测生命体征及意识、瞳孔的变化，有异常及时报告医生并协助处理。

2. 持续颅内压监测，ICP 为 5~15mmHg 或遵医嘱设定参数报警范围。

3. 持续低 – 中流量吸氧，维持血氧饱和度在 96% 以上，必要时建立人工气道、呼吸机辅助呼吸（人工气道管理详见相关章节内容）。

4. 防止颅内压骤然升高的措施：保持情绪的稳定，避免剧烈咳嗽，防止躁动，预防和控制癫痫发作，对抗高热等。

5. 准确记录出入量，维持液体和内环境平衡。

（二）基础护理

1. 口腔护理：保持口腔清洁，昏迷患者口腔护理 2 次 / 天，人工气道患者采用刷牙式口腔护理。

2. 皮肤护理：每日床上浴 1~2 次，保持皮肤清洁干燥，必要时涂抹润肤露。每 2~3h 翻身，防止局部皮肤受压，血液循环出现障碍继而出现压力性损伤。

3. 排尿：观察患者出入量平衡，留置导尿管者每日温水擦拭尿道口，保持引流装置密闭性，每日评估尿管留置必要性，尽早拔管。

4. 排便：每日评估排便情况，听诊肠鸣音，评估消化功能。意识障碍卧床患者预防性使用缓泻药如酚酞、乳果糖等，促排便，防止便秘。

（三）专科护理

1. 脑室外引流护理

（1）准确调节引流管高度。

1）床头摇高30°~45°，引流袋悬挂在床头，保持引流管小壶顶端高于患者耳蜗10~15cm。

2）调整床单元高度时，引流袋需一同调整高度，以维持正常的颅内压及引流。

（2）妥善固定引流管。

1）顺应各引流管停留的方向进行固定。

2）管道的外固定采用3M弹性柔棉宽胶带，用高举平台法固定。高举平台法既可避免管道直接接触皮肤，又稳妥固定管道。

3）搬动患者或改变体位时，注意保护引流管，防止管道受压、折叠，经常检查管道有无脱出，做好相关健康宣教，强化安全意识，必要时可给予镇静、镇痛及约束。

（3）注意无菌原则，保持无菌密闭性。

1）不可随意抬高或降低引流管，需要调节引流管高度时，夹闭引流管，防逆行感染或引流过快引起颅压降低。

2）注意观察头部敷料是否干洁，禁止抓挠伤口处，以免引起感染。

3）保持整个引流系统的密闭性，尽量避免不必要的接口分离。

（4）保持引流通畅，注意观察引流液的性质、颜色和量。

1）确保管道通畅，保持持续引流，防止引流管打折、受压、扭曲、脱落或意外拔管。

2）每班需准确记录引流量，24h引流量不超过500mL，超过500mL时，应及时报告，并抬高引流管。

3）正常脑脊液无色透明，术后1~2d可略带血性，之后转为淡黄色，血性突然加深或出现絮状物时，及时处理，可做脑脊液培养明确有无感染。

4）注意观察管道有无水柱波动，考虑管道被凝血堵塞时，可用尿激酶溶解。

（5）引流管置管留置时长。

1）脑室引流管留置时间一般为7~10d。

2）拔管前一天应试行抬高引流袋或夹闭引流管24h，期间注意观察患者有无头痛、呕吐等颅压增高表现，若患者出现此症状，立即报告医生，并放低引流袋或开放夹闭的引流管。若无此症状，复查CT后可及时予以拔管，拔管后，注意切口处有无渗液现象发生。

2. ICP 监测护理

（1）体位：床头抬高 30°；保持合理体位，头部中立位；头、颈、胸在同一水平面呈一条直线。

（2）一般护理。

1）每 30~60min 巡视患者 1 次，观察并记录患者神志、瞳孔、肢体活动和生命体征。

2）保持病室安静，减少不良刺激对颅内压的影响。

3）保持呼吸道通畅，维持 SpO_2 在 96% 以上。

4）保持患者大、小便通畅，消除尿潴留和便秘引起的颅内压升高。

5）适当使用镇静、镇痛药物，使患者处于安静状态。

（3）ICP 值管理。

1）维持正常颅内压：5~15mmHg 或遵医嘱，ICP 数值持续不变＞2min 才算有效数据，做好记录。

2）＜20mmHg ICP＞15mmHg 时做好各项患者护理相关措施，30min 巡视患者 1 次。

3）＜30mmHg ICP≥20mmHg，立即报告医生，协助医生处理，15~30min 巡视患者 1 次。

4）ICP＞30mmHg 时根据医嘱用药、做好术前准备、完善护理记录。

（4）预防意外拔管。

1）妥善做好脑室外引流测压管的一次固定（图 2-15）和二次固定（图 2-16），做好标记。

2）加强巡视病房，严格执行床边交接班。

3）做好安全宣教：①颅内压监护的重要意义；②24h 留人陪护；③禁止患者下床活动，及时满足患者基本生理需求，保持患者舒适；④禁止牵拉、折叠管道，发现管道异常及时呼叫告知护士。

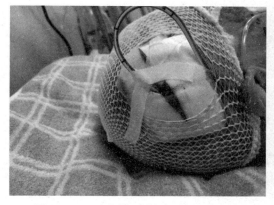

图 2-15　脑室外引流测压管一次固定

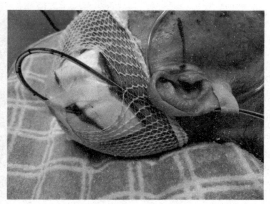

图 2-16　脑室外引流测压管二次固定

参考文献

[1] 江基尧. 颅脑创伤临床救治指南 (第4版)[M]. 上海: 第二军医大学出版社, 2015.

[2] 李乐之, 路潜. 外科护理学 (第6版)[M]. 北京: 人民卫生出版社, 2017.

[3] 周秀红, 温桂芬, 王丹丹. 图说外科导管护理[M]. 天津: 天津科技翻译出版有限公司, 2021.

第3章 | 辅助检查

第一节 计算机体层摄影危急值识别与护理对应

CT检查即计算机体层摄影（CT），是应用高度准直的X线束围绕身体某一部位作为一个断面的扫描，扫描过程中由灵敏的、动态范围很大的检测器记录下大量的衰减信息，再由快速的模数转换器将模拟量转换成数字量，然后输入电子计算机，最终形成基于衰减值大小的灰度断层解剖图像，具有简便、迅速、安全、无痛等优点。CT危急值是指危及生命的CT影像检查结果。当这种检查结果出现时，表明患者可能正处于有生命危险的边缘状态，临床医生需要及时得到检查信息，迅速给予患者有效的干预措施或治疗，否则就有可能出现严重后果，失去最佳抢救机会。

一、护理评估

 要点

> 颅内出血幕上>30mL或幕下>10mL、中线移位>0.5cm、环池消失、
> 脑室扩大或铸形、原有出血灶扩大、大面积脑梗死

（一）意识障碍

1. 由清醒转为嗜睡：嗜睡是意识障碍最早期表现。患者由清醒逐渐出现睡眠时间较前增长，但能被叫醒，醒后可勉强配合检查或回答问题，停止刺激后又继续入睡。

2. 由嗜睡转为昏睡：昏睡是比嗜睡较重的意识障碍。患者由嗜睡转为沉睡状态，外界刺激不能使其觉醒，须经高声呼唤或其他较强烈刺激方可唤醒，对言语的反应能力尚未完全丧失，可含糊、简单而不完全地回答问题，停止刺激后很快入睡。

3. 昏睡转为意识模糊：意识模糊较昏睡为意识障碍进一步加重。患者可出现注意力减退，反应淡漠，定向力障碍，活动减少，语言减少（语言缺少连贯性），对外界刺激可有反应，但低于正常水平。

4.意识模糊转为昏迷：昏迷是最为严重的意识障碍。昏迷分为浅昏迷、中昏迷和深昏迷。

（1）浅昏迷：意识完全丧失，但仍有较少的无意识自发动作。对周围事物、声音、光等刺激全无反应，对强烈刺激（如疼痛刺激）可能有回避动作及痛苦表情，但不能觉醒。吞咽反射、咳嗽反射、角膜反射及瞳孔对光反射仍然存在。

（2）中昏迷：对外界的正常刺激均无反应，自发动作很少。强烈的防御反射、角膜反射和瞳孔对光反射减弱，大、小便潴留或失禁。

（3）深昏迷：对外界任何刺激均无反应，全身肌肉松弛，无任何自主运动。眼球固定、瞳孔散大，各种反射消失，大、小便失禁。

（4）运用GCS评估意识障碍，GCS评分下降2分时应警惕颅脑问题引起意识障碍加重，及时报告主管医生。

意识障碍逐渐加重，逐渐转为深昏迷，一切刺激无反应；双侧瞳孔散大固定，对光反射消失；潮式或叹气样呼吸，脉搏微弱、血压及体温下降，最后呼吸先停止，行心外按压后心搏及血压仍可维持一段时间，应警惕脑疝的发生。

（二）瞳孔改变

1.颅内血肿：一侧瞳孔进行性散大，光反应消失，是小脑幕切迹疝的重要征象之一，瞳孔散大多出现在血肿的同侧。

2.硬膜下血肿：复合型血肿病情进展迅速，容易引起脑疝而出现瞳孔改变，单纯型或亚急性血肿，瞳孔变化出现较晚。

3.硬膜外血肿：如血肿持续增大引起脑疝时，则可表现出患侧瞳孔散大、对光反射消失，对侧肢体瘫痪等典型征象，应警惕中脑损伤。

4.急性期大面积脑梗死：颈上交感神经节后纤维受损所致的同侧眼裂变小、瞳孔变小、眼球内陷及面部少汗。

5.蛛网膜下隙出血：双侧瞳孔对称性缩小，刺激动眼神经所致。

（三）生命体征改变

1.脑挫裂伤：可出现高热或低温、循环与呼吸功能障碍及血压波动，其中以脑干损伤或下丘脑损伤时最为突出，并发多处创伤，闭合性脑损伤有头皮、颅骨或矢状窦、横窦伤引起大量外出血，以及脑干伤特别是脑干内有出血的患者易发生休克。

2.颅内血肿：血压出现代偿性增高，脉压增大，脉搏徐缓，充实有力，血压升高和脉搏缓慢常较早出现。

3.脑疝：可出现中枢性高热，脑疝的发生会涉及中枢神经，间接破坏体温中枢平衡，影响散热。所以会出现体温骤然升高，可达40℃，称之为中枢性高热。枕骨大孔疝早期往往即出现生命体征的紊乱，尤其是呼吸异常，呼吸减慢或潮式呼吸，甚至呼吸停止，脉搏快而微弱，血压升高，四肢的肌张力降低，肌力减退。

（四）颅内高压症状

1. 头痛、恶心、呕吐

（1）颅内血肿引起颅内压增高可引起头痛，表现为患侧或全头痛，可以为钝痛、胀痛。一般脑膜刺激引起的症状较轻。伴有恶心、呕吐等颅压增高症状，呕吐物通常为胃内容物。体位变化（如低头）可能诱发恶心、呕吐。

（2）蛛网膜下隙出血患者从突然剧烈难以忍受的头痛开始，常伴有呕吐、颜面苍白、全身冷汗。头痛分布于前额、后枕或整个头部，并可放射至枕后、颈部、肩部、背部、腰部及双下肢等，不易缓解或进行性加重，头痛持续时间一般为1~2周，以后逐渐减轻或消失。少数患者仅表现头晕或眩晕而无头痛。

（3）急性脑积水：头痛以双额部疼痛最常见。

2. 视盘水肿

表现为视盘充血，边缘模糊不清，中央凹陷消失，视盘隆起，静脉怒张。若视神经盘水肿长期存在，则视盘颜色苍白，视力减退，视野向心缩小，称为视神经继发性萎缩。此时如果颅内压增高得以解除，往往视力的恢复也并不理想，甚至继续恶化和失明。

（五）肢体活动改变

如出现一侧肢体活动障碍加重，提示点位病变在增大或这是小脑幕切迹疝的一个症状。

（六）脑膜刺激症状

1. 脑挫裂伤：常并发外伤性蛛网膜下隙出血，过多的红细胞及其破坏后形成的胆色素混杂在脑脊液内引起化学性刺激，造成患者头痛加重、恶心、呕吐、颈项强直及凯尔尼格征（克尼格征）阳性等。

2. 蛛网膜下隙出血急性期：起病数小时后出现，少数患者出现较晚。脑膜刺激征的强度取决于出血量的多少、位置和年龄，表现为颈部肌肉（尤其是伸肌）痉挛、颈部僵直，或被动屈曲颈部时有阻抗，下颌不能贴近胸部。程度可有轻有重，严重时不能屈曲颈部，甚至呈角弓反张。

3. 颅内血肿：去皮质强直在伤后立即出现为原发性脑干损伤，如在伤后观察过程中出现，则为颅内血肿或脑水肿继发性脑损害。

（七）癫痫

了解患者有无癫痫病史，是否有因癫痫引起的颅脑损伤；评估癫痫发作的类型、频率、时间、地点，有无前驱症状。

二、CT 影像学检查

颅脑 CT 危急值分为：

1. 严重的颅内血肿、挫裂伤、蛛网膜下隙出血的急性期。

2. 硬膜下 / 外血肿急性期。

3. 脑疝、急性脑积水。

4. 颅脑 CT 扫描诊断为颅内急性大面积脑梗死（达到一个脑叶或全脑干范围及以上）。

5. 脑出血或脑梗死复查 CT，与近期 CT 片对比，出血或梗死程度加重超过 15%。

（一）脑内血肿

CT 影像学检查可以发现患者进行性颅内压增高及脑受压症状，急性期的头颅 CT 扫描可显示高密度团块，脑内血肿常为复合型血肿，且有多发性、迟发性脑内血肿（图 3-1 和图 3-2）。为避免遗漏血肿，应观察病情变化。

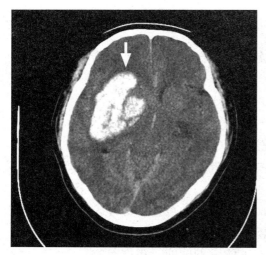 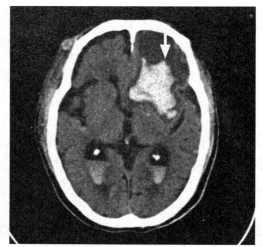

图 3-1　CT 示右侧基底核区脑出血　　　　图 3-2　CT 示左侧基底核脑出血

（二）硬膜外血肿

不仅可以直接显示硬脑膜外血肿，还可了解脑室受压和中线结构移位的程度并存的脑挫裂伤、脑水肿等情况，应注意随时复查 CT（图 3-3 和图 3-4）。

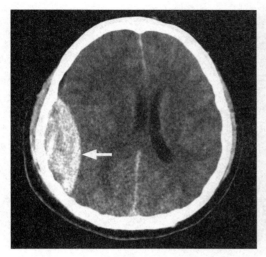
图 3-3　CT 示右侧额顶部硬膜外血肿

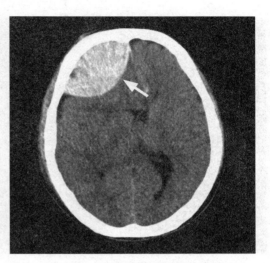
图 3-4　CT 示右额部硬膜外血肿

（三）硬膜下血肿

通过 CT 可查看血肿的厚度，将高密度的血块和颅骨区分，同时能从血肿形态上估计颅内血肿形成的时间。急性硬膜下血肿在脑表面与硬脑膜内层间形成新月形高密度影，在大脑表面形成占位效应（图 3-5 和图 3-6）。

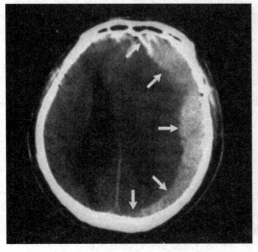
图 3-5　CT 示左侧额颞顶部颅内板下可见条带状高密度影

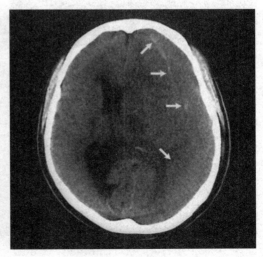
图 3-6　左侧额颞顶部颅板下条片状稍高密度

（四）急性脑积水

脑室增宽，一侧或两侧脑室扩大，出现侧脑室的额角顿圆以及脑沟脑裂增宽，那就可以诊断为脑积水（图 3-7 和图 3-8）。

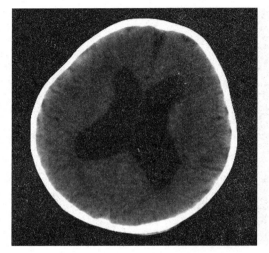 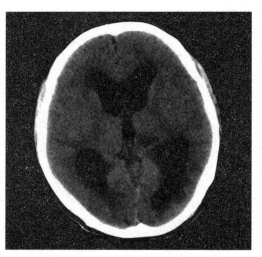

图 3-7　CT 示侧脑室扩大，提示脑积水　　　图 3-8　侧脑室及三脑室扩大，提示脑积水

（五）大面积脑梗死

通过 CT 可以观察到脑组织梗死的病灶区域颜色较黑，表现为脑内低密度灶（图 3-9 和图 3-10）。

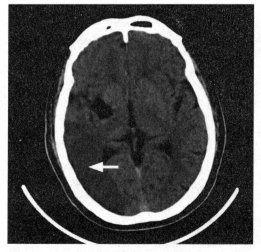 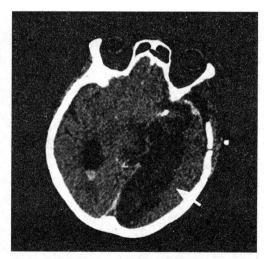

图 3-9　CT 示右侧颞枕叶低密度影，提示脑　　图 3-10　左侧颞枕叶低密度影，提示脑梗死
梗死

（六）蛛网膜下隙出血

头颅 CT 是确诊蛛网膜下隙出血的首选方法。CT 平扫最常表现为基底池弥散性高度影像，严重时血液可延伸到外侧裂，前、后纵裂池，脑室系统或大脑凸面（图 3-11 和图 3-12）。

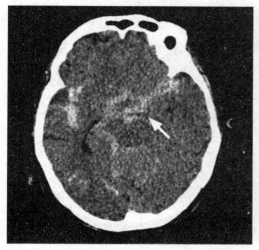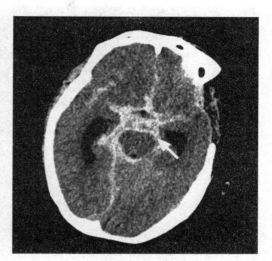

图 3-11 CT 示鞍上池、侧裂池及环池等蛛网膜下隙出血

图 3-12 鞍上池及环池等蛛网膜下隙出血

（七）脑挫裂伤

CT 显示密度不均（混杂密度）中心多发高密度区为出血（图 3-13 和图 3-14），周围的低密度区为水肿。脑挫裂伤好发于皮质下，也可位于白质深部；影像学表现为占位效应；晚期脑萎缩，脑软化后可残留一个囊腔。

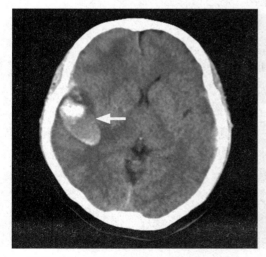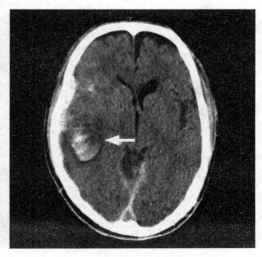

图 3-13 CT 示右颞叶脑挫裂伤伴出血

图 3-14 CT 示右颞叶脑挫裂伤伴出血

（八）脑疝

外伤后由于占位效应，一个腔的部分脑组织被挤到另一个腔的现象就是脑疝，常见的脑疝有：大脑镰下疝、钩回疝、幕下疝、脑外疝（图 3-15 和图 3-16）。

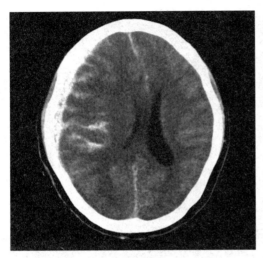 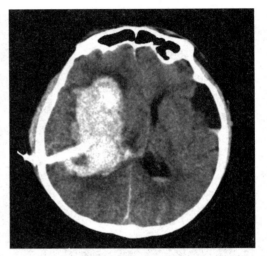

图 3-15　CT 示大脑镰下疝，中线偏移超过 1cm

图 3-16　CT 示右侧丘脑基底核出血，大脑镰下疝

三、紧急处理

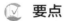 **要点**

抬高床头 30°~45°、保持呼吸道通畅、脱水降颅压、必要手术治疗

1. 体位管理：抬高床头 30°~45°，以利于脑血液回流，降低颅内压。
2. 呼吸道管理：保持呼吸道通畅，尽快清除口咽部血块或呕吐物，头偏向一侧，必要时留置口咽通气管。
3. 吸氧：保证患者呼吸道通畅，给予中 - 高流量吸氧；对有严重呼吸功能障碍患者，可予以气管插管或气管切开，必要时呼吸机辅助呼吸，维持 SpO_2 在 96% 以上。
4. 药物治疗，降低颅内压：可遵医嘱给予 20% 甘露醇、呋塞米注射液、地塞米松等药物治疗。
5. 稳定血压：必要时给予患者缩血管药物，以维持血压稳定，保证脑组织的灌注。
6. 手术治疗：大脑行脑室、血肿腔钻孔引流术、开颅血肿清除 + 去骨瓣减压术 + 颅内压探头植入术、颅内血管溶栓术。

四、观察与护理

☑ **要点**

抬高床头、密切监测病情、专科护理、预防各种并发症

（一）病情监测

1. 持续心电监护，严密监测生命体征，意识、瞳孔及肢体活动变化，有异常及时报告医生并处理。

2. 高热的处理，高热可使代谢率升高，加重脑缺氧和脑水肿，必须及时处理。中枢性高热，可采取亚低温冬眠治疗。其他原因（如感染）所致的高热，应根据病因对症处理。

3. 持续颅内压监测，ICP 保持在 5~15mmHg，或遵医嘱设定参数报警范围。

4. 持续低 – 中流量吸氧，维持血氧饱和度在 96% 以上，对呼吸功能障碍的患者建立人工气道、呼吸机辅助呼吸。

5. 防止颅内压骤然升高的措施：保持情绪的稳定，避免剧烈咳嗽，防止躁动，预防和控制癫痫发作，对抗高热等。

6. 准确记录出入量，维持液体和内环境平衡。

（二）专科护理

1. 颅内压增高护理：内容详见第 2 章第十节。

2. 脑疝的护理：颅内压增高会引发脑疝危象，可使患者因呼吸衰竭而死亡，因此及时诊断和正确处理颅内压增高十分重要。

（1）立即建立静脉通路，快速静脉滴注脱水药，并配以激素应用。

（2）消除引起颅内压增高的附加因素：①迅速清除呕吐物及呼吸道分泌物，保持呼吸道通畅，保证氧气供给，防止窒息及吸入性肺炎等。必要时行气管插管或气管切开，防止二氧化碳蓄积而加重颅压增高。②保持正常稳定的血压，从而保证脑血流灌注。③高体温、水电解质紊乱和酸碱平衡失调等因素均可进一步促使颅压升高，应予以重视。

（3）协助做好手术准备，根据医嘱立即备皮、备血，行药物过敏试验，准备术前及术中用药。

（4）对呼吸骤停者，在迅速降颅压的基础上按脑复苏技术进行抢救：①呼吸支持，气管插管或气管切开，加压给氧，予以呼吸气囊或呼吸机支持呼吸；②循环支持，如心搏停止立即行胸外心脏按压，保持心脏泵血功能；③药物支持，遵医嘱给

予以呼吸兴奋药、升压药、肾上腺皮质激素等综合对症处理。

（5）严格记录出入量，注意电解质平衡的情况。

3.再出血的护理：保持安静的舒适环境，限制陪伴及探视，维持血压稳定。避免用力咳嗽、排便、喷嚏、情绪激动、过度劳累，如患者在情绪稳定下出现剧烈头痛、呕吐、抽搐发作、昏迷甚至去皮质强直及脑膜刺激征明显增加，多为再出血。

4.电解质紊乱：补充充足的水分，维持电解质平衡。及时采集血标本，测定电解质、血气分析等情况，及时纠正酸中毒，使酸碱保持平衡。

5.脑血管痉挛：脑血管痉挛是蛛网膜下隙出血最严重的并发症，常引起严重的局部脑组织缺血或迟发性缺血性脑损害，甚至导致脑梗死，成为致死和致残的主要原因。密切观察患者有无头痛、恶心、呕吐、肢体活动障碍等症状。若患者出现一过性神经功能障碍，如头痛，血压下降，短暂性意识障碍，肢体瘫痪，可能是脑血管痉挛所致，应及时报告医生，进行扩容、解痉治疗。持续低流量吸氧，改善脑组织缺氧。应用扩血管药物，提高血容量，同时严密监测心率、血压的变化。

6.继发性癫痫：癫痫发作时让患者平卧，头偏向一侧，让呕吐物和黏液等流出，避免将呕吐物和黏液吸入气管发生堵塞而引起窒息；脑外伤癫痫强直痉挛发作期间保持患者自然位置，不宜强力按压，避免造成骨折。

（三）后续基础护理

1.口腔护理：保持口腔清洁，昏迷患者口腔护理4次/天，人工气道患者采用刷牙式口腔护理。

2.皮肤护理：每日床上擦浴1~2次，保持皮肤清洁干燥，必要时涂抹润肤露。每2~3h翻身1次，防止局部皮肤受压，血液循环出现障碍，从而出现压力性损伤。

3.排尿：观察患者出入量平衡，留置导尿管者每日温水擦拭尿道口，保持引流装置密闭性，每日评估尿管留置必要性，尽早拔管。

4.排便：每日评估排便情况，听诊肠鸣音，评估消化功能。意识障碍卧床患者预防性使用缓泻药，如酚酞、乳果糖等，促排便，防止便秘。

5.营养干预：脑部损伤严重者极易伴有代谢性中枢异常，应及早进行营养支持，尽量食用高蛋白、高维生素食物，如肉、蛋、新鲜果蔬等；昏迷患者尽早使用肠内营养。

6.心理护理：手术后患者，在病情恢复过程中常伴有头晕、头痛、记忆力减退及偏瘫、失语等症状，对患者予以情感上的关注，促进其顺利恢复。

参考文献

[1] 江基尧.颅脑创伤临床救治指南(第4版)[M].上海:第二军医大学出版社,2015.

[2] 陈明,王艳艳,马义平.CT危急值的建立与临床应用[M].湖北:现代医院管理,2014.

第二节　MR 危急值识别与护理应对

磁共振成像（MRI）是利用核磁共振现象制成的一类用于医学检查的成像设备。其工作原理是在磁场中发出射频脉冲，让人体中的原子（主要是氢质子）发生共振，脉冲消失后氢原子停止共振并释放出能量。通过接收这种能量并经过复杂的运算，最终得出我们看到的核磁共振图像。

检查模式：

1. MR 平扫：检查目的是排除脑内出血及其他非缺血性病变，明确有无新鲜梗死灶、梗死部位及范围。

2. MR 血管成像（MRA）：可显示 ICA、MCA、ACA、PCA、BA、VA 颅内段出血。

3. MR 灌注成像（MRP）：可显示核心梗死区和缺血半暗带，扩大 6h 前循环动脉治疗时间窗；筛选不明发病时间、醒后卒中患者接受动脉内治疗。

4. 图像后处理：MR 灌注加权成像（PWI）后处理可在软件中得到脑血流量（CBF）、脑血容量（CBV）、平均通过时间（MTT）、达峰时间（TTP）、残余功能达峰时间（Tmax）、表面通透性（PS）等参数图。

一、护理评估

☑ 要点

严重的脑内血肿（脑实质内幕上出血 ≥ 40mL、幕下 ≥ 10mL）、脑挫裂伤、蛛网膜下隙出血的急性期；硬膜外 / 下血肿急性期；脑疝、急性脑积水；颅内急性大面积脑梗死范围达到一个脑叶或全脑干范围或以上；脑出血或脑梗死复检出现或梗死程度加重，与近期对比超过 15%

1. 颅内出血：超急性期 T1WI 呈等或稍低信号，T2WI 呈现高信号，T1WI 呈现低信号或中心呈现低信号（图 3-17）。

2. 脑挫裂伤：受损区水肿呈现长 T1 长 T2 信号，出血灶随损伤时间不同呈现各种信号，坏死及液化区呈现明显长 T1 长 T2 信号（图 3-18 至图 3-21）。

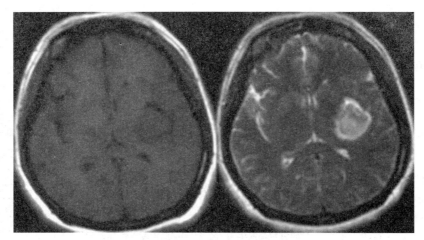

图 3-17　左颞岛叶异常信号

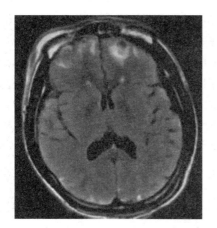

图 3-18　T2-FLAIR 双额叶脑挫裂伤

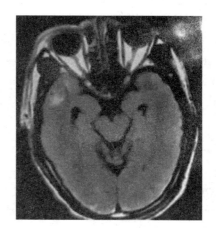

图 3-19　T2-FLAIR 右颞叶脑挫裂伤

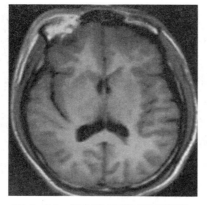

图 3-20　T1WI 双额叶脑挫裂伤

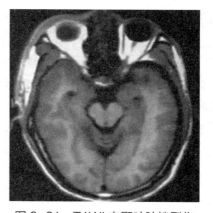

图 3-21　T1WI 右颞叶脑挫裂伤

3. 脑积水：横断面 T1WI（图 3-22）和 T2WI（图 3-23）见双侧侧脑室增大，脑室前端、后端可见室旁水肿带，分别呈稍低信号和高信号强度改变。

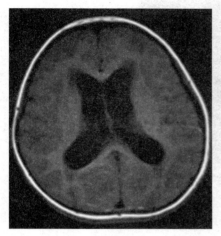

图 3-22 T1WI 见脑室扩大，周围见间质性水肿

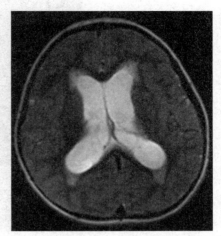

图 3-23 T2WI 见脑室扩大，周围见间质性水肿

4. 缺血性脑梗死表现为片状或扇形长 T1 长 T2 信号，出血性脑梗死则表现为病变区内含合并短 T1 信号。增强扫描梗死早期可见病变区内动脉强化影像。腔隙性梗死则表现为小斑点样长 T1 长 T2 信号，一般无需做增强扫描（图 3-24 至图 3-26）。

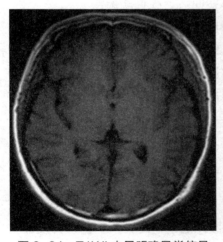

图 3-24 T1WI 未见明确异常信号

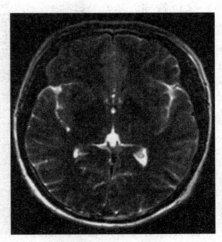

图 3-25 T2WI 未见明确异常信号

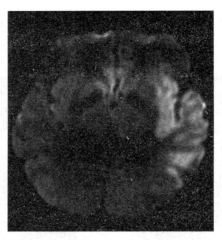

图 3-26　DWI 见左颞岛叶高信号

二、紧急处理

☑ **要点**

甘露醇快速静滴降颅压、脑室钻孔外引流术缓解急性脑积水、
开颅血肿清除去骨瓣减压术防脑疝发生

1. 体位管理：抬高床头 30°，以利于脑血液回流，降低颅内压。

2. 呼吸道管理：保持呼吸道通畅，必要时紧急行气管插管术建立人工气道。给予中 – 高流量吸氧，必要时呼吸机辅助呼吸，维持 SpO_2 在 96% 以上。

3. 药物治疗：遵医嘱给予甘露醇快速脱水降颅压和激素治疗。

4. 手术治疗：脑室钻孔外引流术、开颅血肿清除去骨瓣减压术。

三、观察与护理

☑ **要点**

密切监测生命体征，评估意识、瞳孔、肢体活动情况，预防各种并发症

（一）病情监测

1. 头痛：这是颅内压增高最常见的症状之一，程度不同，以早晨或晚间较重，部位多在额部及颞部，可从颈枕部向前方放射至眼眶。头痛程度随颅内压的增高而

进行性加重。当用力、咳嗽、弯腰或低头活动时常使头痛加重。头痛性质以胀痛和撕裂痛为多见。

2. 呕吐：当头痛剧烈时，可伴有恶心和呕吐。呕吐呈喷射状，易发生于饭后，系迷走神经受激惹所致。呕吐后头痛可有所缓解。

3. 视盘水肿：这是颅内压增高的重要客观体征之一。表现为视盘充血，边缘模糊不清，中央凹陷消失，视盘隆起，静脉怒张。若视盘水肿长期存在，则视盘颜色苍白，视力减退，视野向心缩小，称为视神经继发性萎缩。此时如果颅内压增高得以解除，视力的恢复往往也并不理想，甚至继续恶化和失明。

4. 意识状态：进行性加重的意识障碍是颅内血肿的主要症状。典型的硬膜外血肿患者常在原发性意识障碍之后，经过中间清醒期，再度出现意识障碍并进行性加重。硬膜下血肿原发性昏迷时间长，少有中间清醒期。脑挫裂伤受伤当时立即出现意识障碍，其程度和持续时间与脑挫裂伤的程度、范围直接相关，绝大多数在 30min以上，重症者可长期持续昏迷。长期昏迷者多有广泛脑皮质损害或脑干损伤。少数范围局限的脑挫裂伤，如果不存在惯性力所致的弥散性脑损伤，可不出现早期意识障碍。

5. 瞳孔变化：小脑幕切迹疝早期患侧瞳孔散大且对光反射消失，晚期则双瞳孔均散大且对光反射迟钝或消失，眼外肌麻痹，如眼球运动瘫痪和上睑下垂。枕骨大孔疝后脑干缺氧，瞳孔可忽大忽小。

6. 肢体活动：小脑幕切迹疝早期因同侧大脑脚受压引起对侧上下肢瘫痪，晚期双侧大脑脚受损，引起四肢瘫痪。间歇性（少数持续性）四肢伸直性强直发作。枕骨大孔疝可出现颈项强直、强迫头位。

7. 生命体征：脑疝早期出现代偿性呼吸，呼吸快而深，血压升高，脉搏 / 心率加快，体温升高。代偿期呼吸变得慢而深，血压再度升高，而脉搏缓慢（< 50 次 / 分），体温继续升高。进入衰竭期，呼吸浅而不规则，出现比奥呼吸及失调性呼吸等严重呼吸障碍，血压下降，心律失常，最后心搏、呼吸停止。

8. 其他：脑挫裂伤患者局灶症状和体征依损伤的部位和程度而有不同表现。如语言中枢损伤出现失语，运动区损伤出现锥体束征、肢体抽搐、偏瘫等，但发生在额、颞叶前端"哑区"的损伤，可无神经系统受损的症状和体征。脑干损伤的患者注意呼吸节律和频率的变化。另还需注意患者有无消化道出血、复合伤等情况。颅内压增高还可出现复视、头晕、猝倒等。婴幼儿可见头皮静脉怒张、囟门饱满、张力增高和骨缝分离。减压窗可见隆起、张力增高如额。

（二）基础护理

1. 口腔护理：保持口腔清洁，昏迷患者口腔护理 2 次 / 天，人工气道患者刷牙式口腔护理每 6h 1 次。

2. 皮肤护理：每日床上浴 1~2 次，保持皮肤清洁干燥，必要时涂抹润肤露。每

2~3h 翻身 1 次，防止局部皮肤受压循环障碍出现压力性损伤。尤其后枕部有伤口者，可加用 U 型枕或泡沫敷料减压。

3. 排尿：留置导尿管者每日 2 次温水擦拭尿道口，保持引流装置密闭性，每日评估尿管留置必要性，尽早拔管。

4. 排便：每日评估排便情况，听诊肠鸣音，评估消化功能。意识障碍卧床患者预防性使用缓泻药，如酚酞、乳果糖等促排粪便，必要时可使用开塞露、辉力灌肠，防止便秘，避免颅压增高。

（三）专科护理

1. 脑室外引流护理

（1）准确调节引流管高度。

1）床头摇高 30°~45°，引流袋悬挂在床头，保持引流管出口平面高于患者耳蜗 10~15cm，或遵医嘱按目标引流量调整引流管高度。

2）调整床单元高度时，引流管高度也需同步调整，以维持正常的颅内压及引流。

（2）妥善固定引流管。

1）顺应各引流管停留的方向进行固定。

2）管道的外固定采用 3M 弹性柔棉宽胶带用高举平台法固定，注意需留有余地，以免患者活动时管道受牵拉。

3）搬动患者或改变体位时，注意保护引流管，防止管道受压、折叠、扭曲，平时经常巡视检查管道有无脱出。做好相关健康宣教，强化安全意识，防意外拔管，烦躁患者必要时可给予镇静镇痛及安全约束。

（3）注意无菌原则，保持管道的无菌性及密闭性。

1）不可随意抬高或降低引流管，需要调节引流管高度时，需夹闭引流管，防逆行感染或引流过快引起颅压降低。

2）注意观察头部敷料是否干洁，禁止抓挠伤口处，以免引起感染。

3）保持整个引流系统的无菌性及密闭性，尽量避免不必要的接口分离。如需鞘内注射或留取标本，必须使用 75% 乙醇浸泡 30min 后，方可在无菌操作下进行。

（4）保持引流通畅，注意观察引流液的性质、颜色和量。

1）确保管道通畅，注意观察管道液柱波动是否正常（随呼吸有 1~2cm 的上下波动）。如波动幅度减小或无波动，考虑管道被血凝块部分或完全堵塞时，可告知医生，配合使用尿激酶溶解复通。

2）需准确记录引流量，24h 引流量不超过 250mL，一般 5~10mL/h，颅内感染者可适当增加。如出现引流过多，应及时报告医生以做相应的处理。

3）正常脑脊液无色透明，术后 1~2d 可略带血性，之后转为淡红色再到淡黄色。如血性突然加深提示可能发生新鲜出血；如出现絮状物提示可能发生颅内感染，应报告医生及时处理。

（5）引流管置管留置时长。

1）脑室引流管留置时间一般为 7~10d。

2）拔管前一天应试行抬高引流袋或夹闭引流管 24h，期间注意观察患者有无头痛、呕吐等颅压增高表现。若患者出现此症状，立即报告医生，并放低引流袋或开放夹闭的引流管。若无此症状，复查 CT 后可予以拔管。拔管后，注意切口处有无渗液现象发生。

2. ICP 监测护理

（1）体位：床头抬高 30°；保持合理体位，头部中立位：头、颈、胸同一水平面呈一条直线。

（2）一般护理。

1）每 30~60min 巡视患者 1 次，观察并记录患者意识、瞳孔、肢体活动和生命体征情况。

2）保持病室安静，减少不良刺激对颅内压的影响。

3）保持呼吸道通畅，维持 SpO_2 在 96% 以上。

4）保持患者大、小便通畅，消除尿潴留和便秘引起的颅内压升高。

5）适当使用镇静、镇痛药物，使患者处于安静状态。

（3）ICP 值管理。

1）维持正常颅内压：5~15mmHg 或遵医嘱，ICP 数值持续不变＞5min 才算有效数据，做好记录。

2）15mmHg ＜ ICP ＜ 20mmHg 时做好患者各项护理相关措施，30min 巡视患者 1 次。

3）20mmHg ≤ ICP ＜ 30mmHg 时立即报告医生，协助医生处理，15~30min 巡视患者 1 次。

4）ICP ＞ 30mmHg 根据医嘱用药、做好术前准备、完善护理记录。

（4）预防意外拔管。

1）妥善固定探头一次和二次固定，做好标记。

2）加强巡视病房，严格执行床边交接班。

3）做好安全宣教：①颅内压监护的重要意义；②及时巡视；③禁止患者下床活动，及时满足患者基本生理需求，保持患者舒适；④禁止牵拉，折叠，发现管道异常及时呼叫告知护士。

参考文献

[1] 国家卫生健康委员会脑卒中防治工程委员会神经影像专业委员，中华医学会放射学分会神经学组. 脑血管病影像规范化应用中国指南[J]. 中华放射学杂志, 2019, (11): 916–940.

[2] 江基尧. 颅脑创伤临床救治指南(第4版)[M]. 上海: 第二军医大学出版社, 2015.

[3] 李乐之, 路潜. 外科护理学(第6版)[M]. 北京: 人民卫生出版社, 2017.

[4] 周秀红, 温桂芬, 王丹丹. 图说外科导管护理[M]. 天津: 天津科技翻译出版有限公司, 2021.

第三节　颅脑超声危急值识别与护理应对

随着超声技术在重症领域的广泛应用，重症护士应通过规范化培训，掌握超声技术的操作要点及技巧，通过可视化操作定性、定量评估，提升重症护理实践的预见性和准确性。经颅多普勒超声（TCD）利用超声多普勒效应，对颅内、外血管进行检测，从而了解脑血流动力学变化，这是一种无创检查方法。经颅彩色多普勒超声（TCCD）结合了彩色多普勒血管表现和二维脉冲波多普勒超声成像，可直接可视化和更好地识别大脑动脉，对高精度的徒手实时扫描和大脑血流动力学评估非常有用。

一、危险信号评估

 要点

脑血流频谱或声频改变、视神经鞘宽度＞5mm

（一）颅内高压的超声识别

1. 脑血流 TCCD 频谱改变：TCCD 可以动态监测脑血流早期变化，且脑血流频谱的动态改变与颅内压有很好的相关性，为实时评估颅内压提供了依据，其预测病情变化比生命体征及临床症状更早。颅内压变化与脑血流图谱关系如下。

（1）正常血流频谱，类似三角形，上升波陡而直，下降波斜而平，S1 峰＞S2 峰。

（2）当颅内压开始升高而脑血管自动调节功能正常时，S2 峰稍高于 S1 峰，且舒张期血流速度较前开始下降，呈现"阻力血流图形"。

（3）当颅内压持续增高，脑血管调节功能减退时，S1 峰、S2 峰融合且高尖，舒张期血流明显减弱，D 峰切迹不规则加深，呈现"双塔尖状波"。

（4）当颅内压进一步增高到达舒张期血流时，频谱上血流速度消失，仅留下一个尖锐的收缩峰，呈现"收缩峰图形"。

（5）当脑血管自动调节功能完全丧失，频谱的舒张期血流再次出现，但方向逆转，呈现震荡波，脑血流接近停止。正常脑血流图谱见图 3-27；异常脑血流典型图谱见图 3-28。

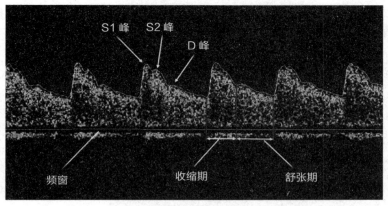

图 3-27　正常脑血流图谱（彩图见文后插页）

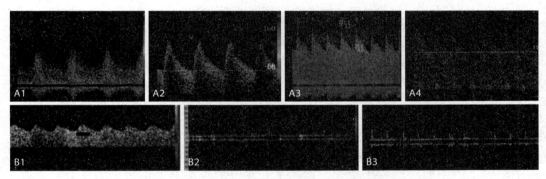

图 3-28　异常脑血流典型图谱（彩图见文后插页）

脑血流速度增快——A1：动脉狭窄；A2：代偿增快；A3：动静脉畸形供血动脉；A4：血管痉挛。
脑血流速度减慢——B1：狭窄后低流速搏动频谱；B2：狭窄前低流速高阻力频谱；B3：脑死亡钉子波。

　　2. 视神经鞘宽度的超声测量：颅内压增高时，视神经鞘内的脑脊液增多，使鞘内压力增加，从而导致视神经鞘直径的扩张，这一现象能在颅内压极早期就出现。其敏感性和特异性都较高，是床旁无创快速诊断颅内压的有效方法，能让医护人员在第一时间做出临床反应。利用 TCCD 测量视神经鞘宽度（ONSD），在临床工作中对神经重症患者病情观察更为准确客观，早期对颅内高压病情做出预警，及时发现神经重症患者的病情变化。视神经鞘宽度监测方法如下，被测者取仰卧位，轻闭双眼，将床头抬高 20°~25°，使用医用透明膜覆盖眼睑，用超声探头从眼球中上部横向向下扫查，向头内侧轻微倾斜可见一条线性低回声，沿与头骨垂直的轴线，于双眼横切面与纵切面距离高回声筛板后方 3mm 处测量 ONSD 值，左、右各测量 2 次，计算平均值；视神经鞘宽度＞5mm，提示颅内压增高的可能性比较大，但需排除神经损伤及其他病变的影响。

　　3. 瞳孔的超声监测：TCCD 监测瞳孔是护理临床观察瞳孔大小及对光反射的可靠且简易操作，可避免因评估者的经验及视敏度不一致而出现误差，减少对患者的刺激，尤其适用于眼睑水肿或拒绝被打开眼睑的患者。可使用医用透明膜覆盖眼睑，将超声探头放置在眼睑上方，超声瞳孔图像为一块暗区域，使用超声测量瞳孔的左右径作为瞳孔直径。

（二）卒中 / 短暂性脑缺血发作（TIA）的超声识别

1. 颅内动脉狭窄或闭塞的超声识别：对于脑卒中高危人群，血管检查方法首选彩色多普勒超声，评估内容包括血管的狭窄程度、斑块的大小及回声，并依此初步确定患者动脉粥样硬化病变的严重程度。TCCD 可将二维灰阶实时显像、彩色多普勒血流显像和多普勒频谱分析技术结合在一起，使操作者易于根据颅内解剖学标志识别所观察的血管，跟踪血管走向，根据血流方向与超声束所成的角度校正血流速度，得出的结果更加准确，容易区分血管，辨别是否有纡曲等因素。颅内动脉狭窄时 TCCD 脑血流频谱表现如下。

（1）轻度狭窄时，动脉流速增快，伴涡流、湍流，声频粗糙（见图 3-28）。

（2）重度狭窄或者闭塞部位远端的动脉内压力减低，血流速度减慢，远端阻力小动脉代偿性扩张，导致搏动指数减低，TCD 表现为低流速低搏动指数的"波浪状"频谱（见图 3-28）。

（3）狭窄近段：由于动脉狭窄前阻力增高，舒张期血流下降更显著，TCD 出现血流速度减慢、搏动指数增高的频谱及节段性血流改变（见图 3-28）。

2. 脑血流微栓子的超声识别：脑血流中的微栓子与血液成分具有不同的声阻抗，栓子较环绕周围的红细胞体积大，在栓子和血流的界面上发生超声的反射和散射，探头接收的信号强度增加，表现为不同于背景血流信号的声频特征；又因为栓子随血液流动，在取样容积中停留时间短暂，产生位于 TCD 频谱中高强度、短持续时间信号，即微栓子信号（MES）。固体微栓子的成分可以是血栓成分、血小板聚集物、脂肪成分等，其监测适应证包括以下几个方面。

（1）可能产生动脉源性微栓子的疾病（例如，颅内外大动脉狭窄闭塞性疾病、主动脉粥样硬化粥瘤等）。

（2）心源性可能产生微栓子的疾病（例如，心瓣膜病、心房颤动、急性心肌梗死、心内血栓形成、室壁瘤、细菌性心内膜炎、心脏瓣膜置换术后、扩张性心肌病、黏液瘤等）。

（3）怀疑有潜在栓塞机制的卒中 / 短暂性脑缺血发作。

（4）可能产生微栓子的操作、术中或围术期（如颈动脉内膜切除术、脑动脉支架术、心脏介入或心脏手术、骨折或关节置换术、体外循环等）。

（5）其他可能具有微栓子的疾病，如脂肪栓塞、减压病等。监测窗口以颞窗监测大脑中动脉（MCA）主干最为常用。首先确定可能出现微栓子的目标血管，目标血管位于栓子源的下游。监测时间一般为 30~60min，如果患者能够耐受，推荐监测60min。微栓子监测阴性，不能否定栓塞，其发生频率在不同时间段内具有一定的随机性，监测时间段内并不一定反映疾病的全貌，可以延长监测时间，或者增加监测次数、短期内重复监测，尤其当临床上高度怀疑具有活动性栓子来源，而一次微栓子监测阴性时。

（三）蛛网膜下隙出血后脑血管痉挛的超声识别

脑血管痉挛（CVS）是蛛网膜下隙出血（SAH）患者不良预后的主要原因，发生率为 20%~30%，在出血 3~5d 开始，5~14d 为高峰期，其严重程度与出血量相关。可继发脑缺血、脑梗死、神经功能障碍甚至死亡。TCCD 可用于评估 SAH 后脑血管痉挛，是一种无创的辅助监测手段，可为临床提供重要的决策依据。检测方法：用常规方法检测颈内动脉（ICA）颅外段及颅内 Willis 环主干血管，频谱以最清晰、最大血流速度取样。分析各血管的收缩期峰值流速（Vs）、平均血流速度（Vm）、舒张期末峰值流速（Vd）、频谱形态及音频改变等，一般如下述。

（1）大脑中动脉平均血流速度 ≥120cm/s 为 CVS。

（2）计算 Lindegaard 指数（LI），即同侧大脑中动脉与颈内动脉颅外段 Vm 之比 ≥3 为 CVS。

（3）此外，受检动脉的 Vm 逐日递增时，要警惕 CVS 的发生。

二、应急处理

☑ 要点

降颅高压、维持大脑有效灌注、对症处理、药物治疗

参照第二章第十节颅内高压观察与护理。

（一）短暂性脑缺血发作

1. 抗血小板聚集治疗。

2. 单侧重度颈动脉狭窄或药物治疗无效时行动静脉血管成形术或颈动脉内膜切除术。

（二）缺血性卒中

1. 尽早识别，尽早干预。

2. 发病后 3~4h 溶栓，使血管复通。

3. 急性期应维持患者血压较基础血压稍高，以保证脑灌注。

4. 防治脑水肿。

5. 控制血糖。

6. 未行溶栓治疗的患者应在发病后 48h 内服用阿司匹林，但不主张在溶栓后 24h 内应用。

7. 脑保护。

8. 其他，如高压氧治疗、外科或介入治疗、早期康复。

（三）蛛网膜下隙出血（SAH）后脑血管痉挛

1. 用钙拮抗药扩张血管，尽早引流血性脑脊液和 3H 疗法（升高血压、扩容和血液稀释）。

2. 药物治疗无效或担心其并发症时，可考虑行动脉内罂粟碱或球囊血管成形术治疗。

三、观察与护理

☑ **要点**

密切监测病情、有效脑灌注、用药指导、围术期护理

参照第 2 章第十节颅内高压观察与护理。

（一）短暂性脑缺血发作

1. 观察血压的变化，异常时及时通知医生，给予相应处理。

2. 观察和记录每次发作的持续时间、间隔时间和伴随症状（如患者肢体无力或麻木等症状有无减轻或加重，有无头痛、头晕或其他脑功能受损的表现），警惕完全性缺血性脑卒中的发生。

3. 发作时卧床休息，枕头不宜太高（15°~20° 为宜），以免影响头部血液供应，头部减少转动，且转动幅度不宜太大。

4. 频繁发作者避免重体力劳动，沐浴和外出应有家人陪伴。

5. 症状好转后，进行适当活动，如散步、慢跑、踩脚踏车等。

6. 指导患者遵医嘱正确服药，不可自行调整、更换或停用药物。

7. 告知患者药物的作用机制、不良反应及注意事项，阿司匹林、氯吡格雷或奥扎格雷等抗血小板药物主要不良反应有恶心、腹痛、腹泻等消化道症状和皮疹，偶可致严重但可逆的粒细胞减少症，用药期间定期检查凝血常规。

8. 风险告知与护理配合：告知患者及其家属跌倒、吞咽、深静脉血栓、BADL 等评估结果，预防措施和配合要点。

（二）缺血性卒中

1. 取栓的护理

（1）取栓术前护理。

1）消除患者紧张焦虑情绪及恐惧心理，配合治疗。

2）测量生命体征，若有发热、感冒、血压异常、女性患者月经期及时汇报医生。

3）协助完善相关检查，协助完成术前用药及准备，备好 1kg 沙袋及绷带，左下肢备好留置针。

4）告知术后姿势，术前练习床上排尿。

5）记录：患者意识状态，生体征及肢体活动状况，患者足背动脉搏动次数，皮肤颜色及循环情况，便于术后对比观察。

（2）取栓术后护理。

1）交接患者术中情况，查看伤口。

2）神经功能监测。严密监测神经功能，在术后 12h 内，神经功能缺损评分每 30min 评估 1 次，术后 12~24h，每 2h 评估 1 次。观察患者意识、瞳孔、肢体运动、语言，重视患者主诉，如出现严重头痛、高血压、恶心或呕吐，报告医生再次行神经功能缺损评分，并行急诊头颅 CT 检查，以便及时发现出血转化、高灌注综合征等。

3）严密监测生命体征。支架取栓治疗后患者至少持续 24h 行心电、呼吸、脉搏、氧饱和度及血压监测。

注意观察术后血压情况，血管开通后高血压患者控制血压应低于基础血压 20~30mmHg 水平，但不低于 90/60mmHg。

4）协助患者取平卧位，术后穿刺侧下肢制动 24h，沙袋压迫穿刺点 6h，观察动脉穿刺局部有无皮肤瘀斑和血肿，敷料是否清洁干燥，包扎松紧是否适宜，穿刺侧足背动脉搏动、足部皮肤色泽、温度是否正常。

5）观察患者排尿情况。如排尿困难，应报告医生，必要时导尿。

6）术后协助多饮水，以促进造影剂的排出。排气后无恶心、呕吐者可进食，嘱患者进半流食。

7）术后 24h 绷带拆除，观察并记录伤口及弹力绷带粘贴处局部皮肤。

8）做好常规生活护理、心理护理和用药宣教。

9）用药监测，定期复查凝血机制及血生化。

2. 颈内动脉剥脱术的护理

（1）术前护理。

1）完善相关术前检查，如血常规、大便常规、尿常规、肝功能、肾功能、血糖、血脂、心电图、肺功能。颈动脉彩超及 CTA、MRA 检查等。

2）做好心理护理，保持病房环境安静，劝患者戒烟酒。

3）监测血压及血糖变化，高血压者使血压控制在正常值上限或略高水平。糖尿病史者，监测空腹及三餐后 2h 血糖，调整血糖在正常范围或稍高水平。

4）加强营养，给予饮食指导，维持水电解质平衡。

5）颈部备皮、备血，术前禁食 6h、禁饮 4h，抗生素皮试、准备术前用药。

6）体位训练和生活技能训练。

（2）术后护理。

1）体位护理：无禁忌症者抬高床头 30°，保持呼吸通畅。

2）病情观察：每 1~2h 监测生命体征变化，术后使血压为（110~130）/（60~80）mmHg。

3）观察患者的神志、瞳孔、肌力、语言、肢体活动，尤其是手术对侧肢体的肌力，警惕急性血栓形成。

4）注意观察患者舌头是否居中，有无声音嘶哑、咳痰困难等脑神经麻痹症状。

5）饮食护理：术后第 1 天无特殊情况可进食，进食前先喝凉水，无呛咳后再进食；术后 7d 开始进行颈部运动，防止瘢痕挛缩。

6）伤口及引流管护理：①早期颈部制动；②严密观察伤口有无出血、渗血及周围有无肿胀，询问患者有无疼痛、呼吸困难等症状；③术后 10d 禁止泡浴，防止伤口裂开及感染；④若引流量＞50mL/h，应立即通知医生，及时探查伤口。一般术后 24~48h 拔除引流管；⑤保持切口清洁、干燥，及时更换敷料。

7）有效的抗凝治疗可防止血栓形成，注意观察患者有无出血症状，定期监测凝血功能。

3. 开颅手术护理

（1）术前护理。

1）适当的沟通技巧，耐心解释手术的重要性，介绍医院技术水平，增强家属的治疗信心。

2）遵医嘱做好术前配血、免疫等检查，剃头备皮、皮试，密切观察生命体征、意识和瞳孔的变化。

3）协助完成术前用药及术中药物、CT 片的准备，留置必要的管道，取下首饰等贵重物品交由家属保管。

4）及时送入手术室，与手术室工作人员做好交接班。

5）整理手术床位，准备呼吸机、监护仪，吸痰、吸氧装置，微量泵等仪器。

（2）术后护理。

1）与手术室护士做好交接，包括手术部位、皮肤、管道，以及术中输血、输液等。

2）无禁忌证患者床头抬高 ≥ 30°，床尾抬高 15°~20°，头部中立位，保持呼吸道通畅。

3）密切监测患者意识、生命体征、瞳孔、肢体活动，对躁动不安者应查明原因，如体位不适、缺氧等，并作相应处理，癫痫患者及时药物控制并观察后续疗效，高热患者积极查找发热原因及时处理，中枢性高热患者可采取亚低温冬眠治疗。

4）气管插管的患者，每班评估刻度、固定牢固度、气囊压力，每日评估患者痰液，制定补水计划。

5）尽早建立胃管，给予营养支持，Q4h 监测胃残余量，防止反流误吸，必要时请营养科医生会诊，协助制定饮食计划。

6）做好防意外拔管的安全宣教，必要时约束患者，并做好约束护理，镇静、镇痛，每日评估导管留置必要性，尽早拔管。

7）机械通气的患者，防止呼吸机依赖。做好呼吸机相关性肺炎预防护理，抬高床头 30°，每日行镇静唤醒计划，预防消化道溃疡，预防 DVT；做好手卫生，监测血气分析，动态调节呼吸机参数，医护联合查房，评估撤机、拔管时机。

8）需严密观察切口敷料情况，保持敷料的干洁，敷料渗湿立即报告医生处理。做好头部引流管的护理，每班观察记录头部引流液的颜色、性质和量，需搬动患者或外出检查时将引流管夹闭，防止引流液逆流回颅内，引起颅内感染。行去骨瓣减压手术的患者，需要每班评估减压窗张力，张力较高时需警惕病情变化。

9）每 2h 翻身 1 次，避免局部皮肤受压，可使用气垫床、水垫等工具预防压疮，做好基础生活护理。眼睑闭合不全者，涂眼药膏或者覆盖保鲜膜保护眼部。

10）做好家属的心理护理，给予安慰与鼓励。

（三）蛛网膜下隙出血（SAH）后脑血管痉挛

急性痉挛发生在出血的瞬间，慢性血管痉挛在出血后 4~5d 再次发生，持续 2~3 周后逐渐消失。

1. 基础护理

（1）保持情绪的稳定，保持病室内环境清洁、安静。

（2）防止患者用力活动，发病后 4~6 周内绝对卧床休息，床头抬高 15°~30°。

（3）翻身时头部缓慢移动，尽量少搬动患者；保持大便通畅，必要时给予缓泻药物。

（4）预防各种卧床并发症。

2. 头痛的护理：详见第 1 章第六节。

3. 药物治疗：以钙拮抗药扩张血管，3H 疗法（升高血压、扩容和血液稀释）。

4. 尽早引流血性脑脊液（参照第 2 章第十节内容）。

5. 药物治疗无效或担心其并发症时，可考虑行动脉内罂粟碱或球囊血管成形术治疗。

参考文献

[1] 中国重症超声研究组 (CCUSG). 重症护理超声专家共识[J]. 中华现代护理杂志, 2020, 26(33): 4577–4590.

[2] 徐蔚海, 邢英琦, 孙葳, 等. 中国神经超声的操作规范(一)[J]. 中华医学杂志, 2017, 97(39): 3043–

3050.

[3] 徐蔚海, 邢英琦, 孙葳, 等. 中国神经超声的操作规范(二)[J]. 中华医学杂志, 2017, 97(41): 3208–3212.

[4] 李乐之, 路潜. 外科护理学(第6版)[M]. 北京: 人民卫生出版社, 2017: 213–225.

[5] 刘大为, 王小亭. 重症超声[M]. 北京: 人民卫生出版社, 2017: 305–330.

[6] 吉林省医学会神经病学分会, 吉林省卒中学会. 动态脑血流自动调节功能评估在神经系统疾病中的临床应用专家共识(2021)[J]. 中华脑血管病杂志 (电子版), 2021, 15(03): 140–152.

[7] 国家卫生健康委员会脑卒中防治工程委员会神经影像专业委员, 中华医学会放射学分会神经学组. 脑血管病影像规范化应用中国指南[J]. 中华放射学杂志, 2019, (11): 916–940.

[8] Robba C, Goffi A, Geeraerts T, et al. Brain ultrasonography: methodology, basic and advanced principles and clinical applications. A narrative review[J]. Intensive Care Med, 2019, 45(7): 913–927.

[9] 黄一宁, 刘鸣, 蒲传强. 中国脑血管超声临床应用指南[J]. 中华神经科杂志, 2016, 49(07): 507–518.

[10] 郭慧, 许宁, 申张顺, 等. 床旁超声视神经鞘宽度联合颅内血流测量评估心肺复苏术后患者颅内压增高的价值研究[J]. 中国临床医学影像杂志, 2021, 32(07): 461–465.

[11] 尤黎明, 吴瑛. 内科护理学(第6版)[M]. 北京: 人民卫生出版社, 2017: 829–842, 849–852.

[12] 童莺歌, 田素明. 疼痛护理学[M]. 浙江: 浙江大学出版社, 2017.

第四节　脑电图危急信号识别与护理应对

脑电图是通过电极记录下来的脑细胞群的自发性、节律性电活动。根据电极放置于颅内或颅外，可分为头皮电极脑电图、颅内电极脑电图。这里讲的是大家经常接触到的头皮电极脑电图。头皮电极脑电图是通过精密的电子仪器，将脑部的自发性生物电位加以放大记录而获得的图形。

一、危急信号评估

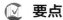 **要点**

生理性脑波出现病理性改变：节律变慢、减弱或消失等

（一）正常脑波成分的异常改变

是指清醒期及睡眠期各种生理性脑波出现病理性的改变，如大脑半球有病理损害时在病侧出现生理脑波与健侧不对称的现象，如 α 节律变慢、减弱或消失，β 活动减弱或消失，睡眠波如顶尖波、睡眠纺锤及 K 综合波减弱或消失等。

（二）异常波的出现

异常波包括频率的异常及波形的异常，按照出现方式则分为非阵发性异常和阵发性异常。

1.非阵发性异常主要指脑电图基本节律的频率和波幅的异常，常见为慢波性异常，是指比预期正常波形慢的任何脑波，包括 δ 波和 θ 波。慢波是神经元生理功能障碍的一种非特异性表现，任何导致神经元兴奋性降低的状态都可能产生慢波，因此慢波异常不能表明特定的病因。

2.阵发性异常：主要由棘波、尖波及它们与慢波一起形成的复合波，即棘慢波、尖慢波，以及阵发性节律波组成，称为癫痫样放电。

（三）周期样图形

此种图形是由棘波、尖波和慢波组合在一起反复规律或接近规律的出现而组成的，一些周期样图形对临床有很强的诊断价值，常见于各种严重的脑病，不同病因的脑病在波形、分布、暴发间隔时间上具有一定的特征。

二、应急处理

☑ 要点

密切监测意识状态、体位管理、保持呼吸道通畅、
防损伤、镇静及抗癫痫药物治疗

（一）监测

监测患者意识、精神状态，防止出现跌倒、碰撞等意外损伤。

（二）体位管理

急性发作时给予平卧位，头转向一侧，面部稍向下。意识清醒且生命体征稳定的患者，可取自由体位或床头抬高 15°~30°。上床档，必要时肢体约束，预防患者跌倒坠床、拔管等意外发生。

（三）呼吸道管理

给予中 – 高流量吸氧，保持呼吸道通畅。必要时建立临时性人工气道，例如，口咽通气管或鼻咽通气管，维持 SpO_2 在 96% 以上，无自主呼吸者用呼吸机辅助通气。呕吐患者及时清理呕吐物，鼻饲者停止鼻饲并给予胃肠减压，减少反流及误吸。

（四）药物治疗

遵医嘱给予快速镇静药物及抗癫痫药物治疗。

三、观察与护理

☑ **要点**

密切观察病情、对症护理、并发症护理观察、用药观察

目前国内的护士主要负责患者做脑电图之前的准备、宣教工作，以及长程脑电图监测中的病情观察。

（一）脑电图监测准备工作

1. 监测室内空气流通、整洁、宽敞，防止因空间狭窄，通气不畅造成患者缺氧而影响检查结果；温度为 18~25℃，湿度为 60%~70%。温度过高使患者烦躁不安，出汗，产生过多伪差，过低时使骨骼肌过多的收缩产生肌电位差。

2. 检查前向患者作好解释工作，说明检查无创伤，避免受检者因紧张而影响检查结果，以取得受检者充分配合。

3. 检查前一天洗净头发，禁擦发油等护发用品。

4. 抗癫痫药物在检查前是否要停用，应遵医嘱执行。

5. 录像监测时，患者应卧床休息，无特殊原因不能下床活动，一般监测 24h 以上。

6. 检查前应进食，检查中正常进食，避免因低血糖而影响检查结果。

7. 耳垂电极脱落，立即给以胶布重新固定，头部电极脱落通知医生。

8. 检查过程中若有癫痫发作，应及时通知医生，同时保护患者，避免发生意外，并详细记录癫痫发作的起始时间、持续时间、抽搐开始部位，以及扩展抽搐后肢体有无瘫痪、意识改变、瞳孔变化、大小便失禁等。

（二）脑电图监测

监测过程中出现正常 α 波消失（图 3-29），可见到慢波，也是异常脑电图，要严密提防癫痫发作。需做好以下护理工作。

1. 患者是否在睡眠状态，唤醒患者，再观察脑电图动态。

2. 通知医生。

3. 查问患者服用抗癫痫药物情况，准备进行药物浓度检测。

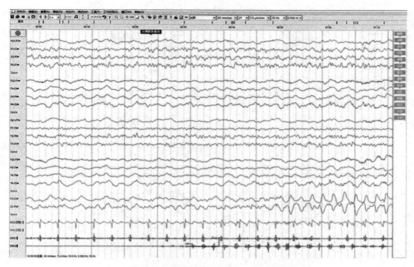

图 3-29　异常脑电图，慢波改变

4. 密切关注患者并通知留陪。

5. 检查环境中的不安全因素，如是否有床档、患者的衣领是否可随时松解，不要穿过紧的衣物。

6. 床边备好急救物品及药品，根据情况留置静脉通路，做好癫痫发作时开放气道及静脉使用镇静药物的准备。

（三）全身性癫痫持续状态（GCSE）

患者的脑电图一般表现为出现弥漫性的尖波和棘波（图 3-30）。癫痫持续状态（SE）是一组异质性疾病，包括 GCSE、局灶运动性 SE、非惊厥性 SE（NCSE）以及难治性 SE（RSE）。具体护理对策详见本书第 1 章第二节。

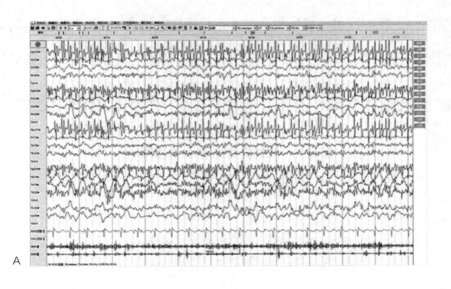

A

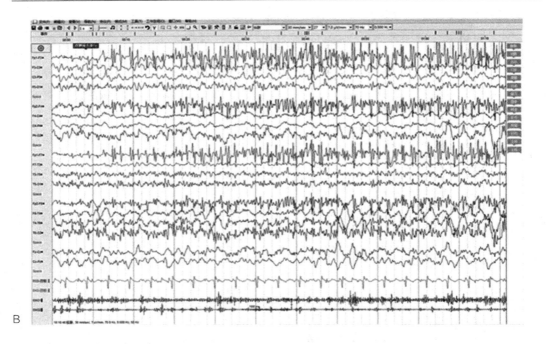

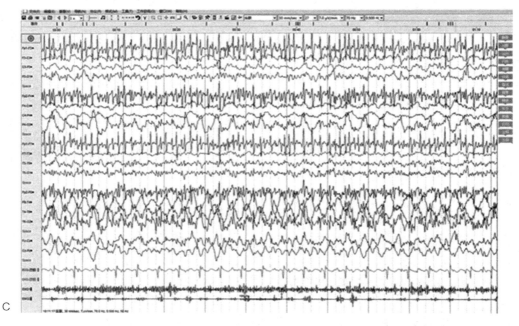

图 3-30　背景波紊乱，多发棘波和尖波

参考文献

[1] 刘晓燕. 临床脑电图学 (第2版) [M]. 北京：人民卫生出版社, 2019.

[2] 中国抗癫痫协会. 临床诊疗指南癫痫病分册 (2015修订版) [M]. 北京：人民卫生出版社, 2015.

第五节 脑脊液化验危急值识别与护理应对

脑脊液（CSF）正常情况下是一种主要由脑室脉络丛产生，循环流动在脑室系统、蛛网膜下隙及脊髓中央管内的无色透明液体，内含多种无机离子、微量蛋白、葡萄糖及少量淋巴细胞，对脑和脊髓起到缓冲、保护、营养、调节颅内压及维持中枢神经系统 pH 值等作用。在许多神经系统疾病特别是中枢神经系统感染，如脑膜炎和脑炎、蛛网膜下隙出血和脑膜癌等疾病中脑脊液的生理生化等特性都会发生变化。因此，对脑脊液进行检查对中枢神经系统疾病的诊断、疗效及预后具有重要意义。

脑脊液检查是指通过对患者脑脊液进行物理学、化学及细胞学检查。脑脊液标本一般通过腰椎穿刺采集，特殊情况可以通过对侧脑室或小脑延髓池穿刺获得，但对于留有脑室引流管和腰大池引流管的患者则可从其引流液收集器中获取。

一、脑脊液化验危险信号

Ⓜ **要点**

脑脊液异常性状、脑脊液异常细胞及生化成分、
脑脊液病原学检查发现病原微生物

（一）常规检查

1. 性状：正常的脑脊液是无色透明的（图 3-31），一旦出现任何颜色或透明度的改变（除穿刺损伤的血性脑脊液及新生儿的黄色脑脊液）均视为病理性的（图3-32）。

（1）红色：常见于穿刺损伤或出血性病变。可留取 3 管标本加以鉴别，若 3 管标本均为一致的血性则为出血性病变；若前后各管颜色逐渐变淡则可能为穿刺损伤出血。

（2）黄色：常见于陈旧性出血。若离体后不久自动凝固为胶冻样则可能为椎管梗阻。

（3）微绿色：常见于铜绿假单胞菌、肺炎链球菌和甲型链球菌感染引起的脑膜炎。

（4）褐色或黑色：常见于脑膜黑色素瘤。

（5）乳白色混浊：常见于化脓性脑膜炎。

（6）磨玻璃样混浊：常见于结核性脑膜炎。

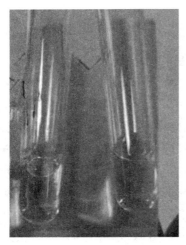

图 3-31　正常脑脊液

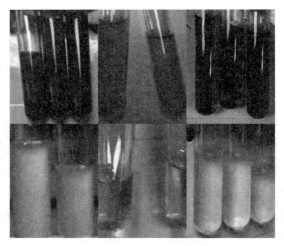

图 3-32　异常脑脊液

2. 细胞数：正常的脑脊液中没有红细胞，仅有少量白细胞；细胞数 $< 10 \times 10^6$/L，且主要为淋巴细胞（儿童脑脊液白细胞数 $< 15 \times 10^6$/L，新生儿 $< 30 \times 10^6$/L）。

（1）脑脊液中出现新鲜的、形态完整的红细胞，为颅内新鲜出血（应排除穿刺不当的出血）。

（2）红细胞形态不规则或有异形红细胞，可能为陈旧性出血。

（3）脑脊液中白细胞数多于 300×10^6/L 时脑脊液会变为混浊。白细胞数在（1000~20 000）$\times 10^6$/L 时可能为化脓性脑膜炎，在不超过 500×10^6/L 时则一般为结核性脑膜炎，白细胞数轻度增加则可能是病毒性脑炎、脑膜炎。

3. Pandy 反应：是一种脑脊液蛋白定性试验（潘迪试验）产生的反应。正常脑脊液检测结果为阴性，也可为弱阳性。

（二）生化检查

1. 蛋白质：腰椎穿刺脑脊液蛋白质含量 0.15~0.45g/L、脑池液 0.10~0.25g/L、脑室液 0.05~0.15g/L（成人）。

（1）蛋白质含量增高：①脑脊液循环受阻，可见于椎管内梗阻、脑部肿瘤等；②血脑屏障通透性增高，可见于出血性脑病、脑膜炎等。

（2）蛋白质含量降低：可见于极度虚弱或营养不良者，也可发生于腰椎穿刺或硬膜损伤的情况下。

2. 葡萄糖：脑脊液葡萄糖含量正常值为 2.5~4.4mmol/L，为末梢血糖的 50%~70%。

（1）葡萄糖含量降低：①明显降低多见于化脓性脑膜炎；②轻度或中度降低多见于结核性脑膜炎、真菌性脑膜炎等。

（2）葡萄糖含量增高：多见于脑出血、下丘脑损伤或糖尿病等。

3. 氯化物：正常脑脊液氯化物浓度为 12~130mmol/L，约为血浆氯化物的 1.2~1.3 倍。

（1）氯化物含量降低：①见于细菌性脑膜炎或真菌性脑膜炎，其中结核性脑膜炎的脑脊液氯化物降低最明显；②也可见于其他非中枢性疾病，如腹泻、脱水等引起的电解质紊乱。

（2）氯化物含量增高：见于尿毒症、慢性肾功能不全、呼吸性碱中毒等。

（三）病原学检查

正常脑脊液中没有任何病原微生物。可以通过脑脊液的细菌涂片检查、墨汁染色、革兰染色和抗酸染色进行特异性检查，以寻找病原菌。也可进行细菌、真菌培养及药敏试验。有条件时可用基因扩增技术检测病毒或其他微生物的 DNA 或 RNA。

二、应急处理

✓ 要点

降颅内压、手术治疗、对症处理、抗生素使用

（一）颅内出血

脑脊液化验结果怀疑颅内出血，及时完善相关检查，确定出血部位及出血量；确定颅内出血，则应根据出血部位及出血量进行对症处理。总体治疗原则为降颅压，减轻脑水肿及预防脑疝（药物脱水治疗、手术清除血肿）；早期血压管理；防治再出血、脑血管痉挛；减轻血肿造成的继发性损害；促进神经功能恢复；防治并发症。

（二）颅内感染

颅内感染常见的治疗方法包括病因治疗、对症治疗及手术治疗。

1. 病因治疗：对于未确定病原菌的颅内感染，应及早应用广谱抗生素；待脑脊液病原学检查结果确定病原菌后根据病原菌选择敏感的药物进行治疗，并防治感染性休克。对于有脑室引流管或腰大池引流管患者可进行鞘内注射相应的药物。

2. 对症治疗：对于颅内压增高、癫痫发作、高热或有精神症状者，可分别进行脱水降颅压、抗癫痫、降温及镇静治疗。

3. 手术治疗：进行脑室外引流术、腰大池持续引流术等。

三、观察与护理

☑ **要点**

密切监测生命体征、瞳孔、肌力及意识变化，
绝对卧床、预防及控制感染、预防各种并发症

（一）病情监测

1. 持续心电监护，严密观察并记录心率、呼吸、血压、血氧饱和度等生命体征的变化，同时观察意识、瞳孔和肌力的变化，严密观测患者有无脑疝的先兆症状，如有异常及时报告医生并协助处理。

2. 有颅内压监测条件的患者可持续颅内压监测，ICP 保持在 5~15mmHg 或遵医嘱监测 ICP。为避免患者颅内压升高可适当将患者头部抬高 30° 左右。

3. 给予患者氧气支持，维持血氧饱和度在 96% 以上，改善患者脑部缺氧情况。

4. 监测并记录体温，若发生高热，报告医生，遵医嘱留取血培养，先行物理降温，效果不佳时遵医嘱予解热药。

5. 使用脱水药物降颅压时准确记录出入量及电解质的变化，维持液体和内环境平衡。

6. 注意观察患者有无呕血、便血、腹部膨胀不适等症状；有胃管患者观察胃液颜色，有无黑便，如有异常及时报告医生，遵医嘱留取粪便潜血或胃潜血标本。

（二）一般护理

1. 绝对卧床休息，保持情绪稳定，做好皮肤护理，定时协助患者变换体位，及时做好皮肤清洁工作。

2. 清醒患者鼓励其进食清淡易消化的食物，保持排便通畅；有意识障碍或吞咽功能障碍的患者及时留置胃管或鼻肠管，鼻饲营养液，根据患者消化功能调整营养液种类。

3. 做好生活护理，有气管插管患者口腔护理时注意防止导管移位或脱出。

（三）特殊护理

1. 颅内出血的护理

（1）避免用力或情绪激动，对于躁动明显患者遵医嘱及时应用镇静、镇痛药物，防止出血加重。

（2）加大血压监测频率或予持续动脉血压监测，保持血压平稳。排除疼痛、体位不适等引起血压增高的原因后，血压仍偏高，报告医生，遵医嘱予降压药调控血压，但应避免血压骤降。

（3）遵医嘱予止血药，同时监测患者出凝血情况。

（4）密切观察意识、瞳孔，及时发现出血加重的先兆表现并报告医生，准确应用脱水药物，配合做好头颅 CT 确定出血部位及出血量，情况严重者做好手术准备。

2. 颅内感染的护理

（1）密切观察患者有无高热、癫痫发作等症状发生，如有发生及时报告医生，遵医嘱进行对症处理。癫痫发作时，注意患者意识变化，勿用力约束患者，防止发生骨折或脱臼，及时用牙垫等置于口腔，防止患者咬伤自己。遵医嘱使用镇静、抗癫痫药物。

（2）对于脑外伤患者要注意有无脑脊液漏。如有脑脊液漏，观察脑脊液的颜色、量等情况，及时报告医生并抬高床头，将患者维持在侧卧位并及时消毒脑脊液漏部位周围皮肤，防止脑脊液反流回颅内发生感染。

（3）注重手卫生，防止交叉感染。腰椎穿刺及鞘内注射等无菌操作时严格执行无菌原则。

（4）引流管护理。

1）密切观察引流管口或腰椎穿刺口敷料情况，若发现敷料渗血、渗液，及时报告医生并协助医生进行换药处理。

2）严密观察引流液的颜色、浊度及引流量，及时查看脑脊液标本结果，如有异常及时报告医生并遵医嘱予以相应的处理。

3）脑室引流管或腰大池引流管引流速度不宜过快，引流瓶高度适中，若需搬动患者或调整引流管高度时，应先夹闭引流管，防止引流液返回颅内引发感染。

4）倾倒引流袋内的引流液时，应用消毒液消毒出口端。

5）妥善固定引流管，防止引流管受压、打折、扭曲，保持引流管通畅无滑脱。在进行翻身、更换床单及其他操作时，应确认管道情况，防止因护理不当导致管道脱落。患者意识不清或躁动时，应做好约束，防止意外拔管。

参考文献

[1] 吴江, 贾建平. 神经病学(第3版)[M]. 北京: 人民卫生出版社, 2015.

[2] 吴欣娟, 马玉芬, 张毅, 等. 神经外科重症护理管理手册[M]. 北京: 人民卫生出版社, 2017: 60-63.

[3] 许绍强, 周道银, 吴茅, 等. 脑脊液细胞形态学检验中国专家共识 (2020)[J]. 现代检验医学杂志, 2020, 35(06): 9-11, 77.

[4] 中华医学会神经病学分会, 中华医学会神经病学分会脑血管病学组. 中国脑出血诊治指南 (2019)[J]. 中华神经科杂志, 2019, 52(12): 994-1005.

[5] 张清, 李建民, 贾长宽, 等. 内外科护理学[M]. 北京: 清华大学出版社, 2010: 783-797.

[6] 陈敏, 张纯, 王利容. 1例颅内感染患者的护理体会[J]. 世界临床医学, 2016, 10(5): 202.

第六节　心电图危急信号识别与护理应对

心电图危急值是指危及生命的心电图表现，可导致严重的血流动力学异常其至威胁患者生命，如果能及时识别诊断，迅速给予患者有效的干预措施或治疗，就可能挽救患者生命，否则将出现严重后果，失去最佳抢救机会。

一、危急信号评估

要点

心脏停搏、急性心肌梗死、致命性心律失常

（一）心脏停搏的临床表现

心音消失；大动脉搏动触不到、血压测不出；心脏停搏 5~10s，患者发生晕厥；心脏停搏 15~20s，发生意识丧失、或伴有短暂抽搐，抽搐常为全身性，持续时间长短不一；呼吸断续，叹息样，继之呼吸停止，多在停搏后 20~30s；瞳孔散大，多在停搏后 30~60s 出现，1~2min 后瞳孔固定，随之各种深、浅反射消失。

（二）急性心肌缺血、损伤、梗死

1. 急性心肌缺血心电图特征：心肌缺血时 ST 段呈水平型、下斜型、下垂型及 J 点型压低，ST 段压低≥0.10mv，持续 1min 以上，ST 段压低出现在 2 个或 2 个以上相邻的导联，ST 段压低可以单独发生、也可同时伴有 QRS 波群、T 波或 U 波的改变，如 T 波对称倒置等。

2. 急性心肌损伤心电图特征：ST 段抬高及 T 波高尖。

3. 急性心肌梗死心电图特征：宽而深的 Q 波，Q＞R/4、＞0.04s；ST 段弓背向上型抬高；T 波倒置；对应导联 ST 段压低。

（三）致命性心律失常

1. 心室扑动的心电图特征：P-QRS-T 波群全消失，代之以形态、振幅、间隔较为匀齐的正弦波（扑动波），频率为 150~250 次 / 分（图 3-33）。

2. 心室颤动的心电图特征：P-QRS-T 波群完全消失，代之以快慢不等、间隔极不匀齐、振幅和形态不一的杂乱波，频率为 250~500 次 / 分（图 3-34）。

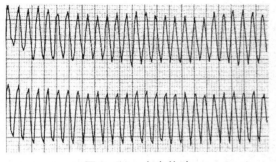

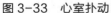

图 3-33　心室扑动

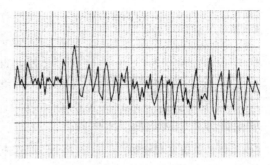

图 3-34　心室颤动

3. 室性心动过速的心电图特征：3 个或以上的室性期前收缩连续出现；QRS 波群形态宽大畸形，时限 ≥ 0.12s，ST-T 方向与 QRS 波群主波方向相反；心室率通常为 100~250 次 / 分，心律规整，也可不匀齐；室房分离；通常突然发作；出现心室夺获与室性融合波：心室夺获表现为在 P 波之后突然发生一次正常的 QRS 波群，室性融合波的 QRS 波群形态介于窦性与室性搏动之间。

4. 室性期前收缩

（1）多源性室性期前收缩的心电图特征：表现为 2 种或 2 种以上不同形态、联律间期不等的期前收缩。

（2）RonT 型室性期前收缩的心电图特征：室性期前收缩的 R 波落在前一个心搏的 T 波上，即 T 波顶峰前 30ms 处（心室易损期，易诱发室性心动过速或心室颤动）。

5. 预激伴快速心房颤动的心电图特征：心室率极快（＞ 200 次 / 分），QRS 波群可呈完全、部分预激或室上性。可出现躁动、呼吸困难 / 呼吸急促、咽喉 / 颈部饱胀感、疲乏、头晕、晕厥、胸痛和心绞痛症状，以及恶心和（或）呕吐。

6. 心室率＞ 180 次 / 分心动过速的临床表现：心率快，多在 160~220 次 / 分，节律规则；心悸或胸腔内有强烈的心跳感；多尿、出汗、呼吸困难；持续时间长可导致严重循环障碍，引起心绞痛、头晕、晕厥，甚至心力衰竭、休克；突然发作又突然停止，在发作停止时，由于恢复窦性心律间歇太长，偶有发生晕厥者；刺激迷走神经多可终止；心音绝对规则一致，颈静脉不出现炮波；脉搏细速，血压可下降。

7. 二度 Ⅱ 型及三度房室传导阻滞

（1）二度 Ⅱ 型房室阻滞心电图特征：P 波规律出现，发生周期性 QRS 波群脱漏，房室传导为 2 : 1、3 : 1；P-R 间期固定；长 R-R 间期是短 R-R 间期的整倍数。

（2）三度房室传导阻滞心电图特征：心房波和心室波各按其固有频率出现，两者无固定关系；心房率快于心室率；心室自律点在希氏束分叉以下，QRS 波宽大畸形，心室率约为 40 次 / 分；心室自律点在希氏束分叉以上，QRS 波形态正常，心室率≥40 次 / 分；心房颤动时出现缓慢匀齐的心室率。

8. 心率下降到 45 次 / 分以下的心动过缓，同时可出现头晕、一过性黑矇、乏力、心悸、胸闷、气短、有时心前区有冲击感，严重者可发生晕厥。

9. >2s 的心室停搏，同时可出现头晕、一过性眼黑、乏力。

10. 严重高钾血症心电图特征：T 波高尖，基底变窄，两肢对称，呈"帐篷状"，在 Ⅱ、Ⅲ、V₂、V₃、V₄ 导联最为明显，此为高钾血症时最早出现和最常见的心电图变化；QRS 波群时限增宽，P 波低平，严重者 P 波消失，出现窦 – 室传导；ST 段下移；可出现各种心律失常，如窦性心动过缓、交界性心律、传导阻滞、窦性静止，严重者出现室性心动过速、心室颤动。

11. 严重低钾血症心电图特征：P 波振幅增加，PR 间期延长，广泛导联的 ST 段压低和 T 波低平 / 倒置；显著的 U 波，因 T 波与 U 波融合引起的明显长 QT 间期。随着低钾血症的恶化，患者可能会出现频繁的室性和室上性异位，室上性心动过速、心房颤动、心房扑动、房性心动过速，可能发生危及生命的室性心律失常，如室性心动过速、心室颤动和尖端扭转型室性心动过速。

二、应急处理

 要点

密切监测血流动力学、抗心律失常药物治疗、电复律

---

1. 密切观察患者心电图特征，熟悉心电图危急值，并充分了解其可能给患者带来的病情急剧变化和险情，可随时导致严重的血流动力学障碍、危及患者生命。

2. 充分重视，及时报告。一旦发现心电图危急值，立即启动危急值上报程序，遵循"谁诊断、谁记录、谁报告"的原则，通知主管医生，登记患者基本信息、心电图危急值内容、报告时间、报告者及主管医生姓名。

3. 紧急采取有效措施处理，如抗心律失常药物或者电复律，安抚患者情绪，防止患者的病情恶化。

三、观察与护理

 要点

绝对卧床、密切监测病情、有效氧合、镇痛、观察药物疗效

（一）降低心肌负荷

确保患者卧床休息，以减少心肌耗氧量。可采取高枕卧位、半卧位或其他舒适体位，尽量避免左侧卧位，因左侧卧位时患者常能感觉到心脏搏动而使不适感加重。做好心理护理，保持情绪稳定。卧床期间加强生活护理。

（二）加强监护

心电监护最好包括 ST 段的监护，并同时评估患者心率、呼吸及血压等情况，以此明确治疗效果。电极放置部位应避开胸骨右缘及心前区，以免影响做心电图和紧急电复律。急性期每小时监测一次，随着患者的康复逐渐降低监护频率。

（三）给氧

定期评估氧饱和度的水平，如果氧饱和度水平降低，及时给氧或调整氧浓度。

（四）疼痛管理

准确评估和处理患者的疼痛，疼痛给患者带来痛苦并引起交感神经系统兴奋，可能导致心率增快、心律失常、外周血管收缩、心肌收缩力增加，从而导致总体心肌耗氧量增加。有效的镇痛治疗措施包括静脉注射吗啡和硝酸盐类药物。

（五）房性心律失常患者的管理

寻找并纠正病因，控制心室率；通过刺激迷走神经、药物治疗、心脏复律或起搏恢复窦性心律；消融；预防性抗凝；如有必要，使用心脏再同步化治疗，如双心室起搏器以预防复发。

（六）房室传导阻滞患者的管理

1. 监测 PR 间期时长，如果 PR 间期延长，应警惕其进一步延长或漏跳加重。

2. 评估患者心血管状况或其他症状，包括胸痛、呼吸困难、意识状态和恶心，应尽快确定病因并开始治疗。

3. 嘱患者卧床休息，给予安慰，并给予面罩或鼻导管吸氧。

4. 如果患者血压降低，应立即平躺并进行静脉输液。

5. 如果患者出现心动过缓症状，可应用标准的治疗方案，通常包括硫酸阿托品 0.5~1.0mg 静脉注射；盐酸异丙肾上腺素，以 20~40μg 为负荷量，以 1~10μg/min 的速度持续微量泵入；经胸起搏（通常保持镇静状态）；如需要可输入低剂量的盐酸肾上腺素。

6. 如果患者无脉搏或者无意识，应给予标准的高级生命支持。

7. 持续存在或反复发作且有症状的心动过缓或者房室传导阻滞，可能需要植入永久起搏器。

（七）致命性室性心律失常的紧急管理方案

1. 查找并消除病因，包括休克、低氧血症、酸碱及电解质平衡紊乱、药物、心血管疾病等原因。

2. 对于无脉搏、无意识的室性心律失常或心搏骤停，立即进行 CPR 和电复律。如果患者有意识，起初通常采用药物治疗，如果必要的话，再实施短效麻醉药（如丙泊酚）的情况下进行电复律治疗。

3. 通过立刻静脉注射胺碘酮、利多卡因、索他洛尔，或通过持续口服胺碘酮、索他洛尔、普鲁卡因安、氟卡尼、β 受体阻滞药进行抗心律失常治疗。

4. 必要的情况下，严格控制心力衰竭。

5. 在严重心律失常时进行电生理检查，从而识别病灶或路径，确认治疗效果。

6. 用药护理。严格遵医嘱按时按量给予药物，尽量使用输液泵或微量泵调节用药速度。严密观察穿刺局部情况，谨防药物外渗。用药期间观察患者意识和生命体征，注意用药前、用药过程中及用药后的心率、心律、PR 间期、QT 间期等的变化，以判断疗效和有无不良反应，出现不良反应及时处理。

7. 评价与记录。在病程和护理记录中及时记录危急值、干预措施和评价结果。

参考文献

[1] 毕春晓, 张琳, 李世锋, 等. 心电图学系列讲座(二十五)——心电图危急值识别[J]. 中国全科医学, 2014, 17(25): 3034–3038.

[2] 李庆印, 左选琴, 孙红. ACCCN重症护理(第3版)[M]. 北京: 人民卫生出版社, 2019.

[3] 心电图危急值2017中国专家共识——中国心电学会危急值专家工作组[J]. 临床心电学杂志, 2017, 26(06): 401–402.

[4] 李庆印, 陈永强. 重症专科护理[M]. 北京: 人民卫生出版社, 2018.

[5] 尤黎明, 吴瑛. 内科护理学(第5版)[M]. 北京: 人民卫生出版社, 2013.

第七节　血液检验危急值识别与护理应对

临床检验危急值规范化管理中指出，成人血液检验中基本危急值项目至少包括但不限于以下 4 个方面的相应指标：①血常规，白细胞计数、血小板计数、血红蛋白计数；②生化，血钾、血钙、血糖、血钠；③凝血，凝血酶原时间、活化部分凝血活酶时间；④血气，酸碱度、二氧化碳分压、氧分压。

一、危急信号评估

 要点

严重的血象异常、电解质异常、血气分析异常

危急值报告项目和报告界限见表 3-1。

表 3-1　危急值报告项目和报告界限

类别	检测项目	低限	高限
血液学	白细胞（10^9/L）	2	30
	血红蛋白（g/L）	50	200
	血小板（10^9/L）	31	999
	凝血酶原时间（s）	8	30
	活化部分凝血活酶时间（s）	20	75
	纤维蛋白原（g/L）	1	8
生化	钾（mmol/L）	2.8	6.2
	钠（mmol/L）	120	160
	氯（mmol/L）	80	120
	钙（mmol/L）	1.6	3.5
	糖（mmol/L）	2.5	22.2
	肌酐（μmol/L）	27	650
血气	pH 值	7.2	7.55
	PCO_2（mmHg）	20	70
	PO_2（mmHg）	45	145

二、应急处理

 要点

纠正各种异常指标、支持性治疗、积极处理原发病

1. 密切监测生命体征，给予吸氧、输血、输液等对症治疗，动态监测指标变化。

2. 根据患者临床表现采取保护性隔离、机械通气、血液透析等治疗。

3. 积极处理原发病，防止病情继续恶化。

三、观察与护理

☑ **要点**

密切监测病情、有效氧合、预防各种并发症

（一）白细胞计数异常

白细胞减少常见于感染性疾病及血液疾病，白细胞病理性增加则见于急性感染、组织损伤、恶性肿瘤、白血病、骨髓纤维化、真性红细胞增多症、尿毒症、酸中毒、药物中毒和烧伤等情况。在汇报危急值后，应在进一步明确患者病因的基础上采取相应护理措施。

（二）血红蛋白计数、血小板计数、凝血酶原时间、活化部分凝血活酶时间和纤维蛋白原异常

1. 有出血或出血倾向患者的护理

（1）监测出凝血情况，抽血时不要抽取泵入肝素的同侧肢体，确保结果的真实性。

（2）静脉管路封管时，中心静脉导管应用 12.5U/mL 的肝素盐水脉冲正压封管，外周静脉通路应用无菌生理盐水脉冲正压封管。

（3）进行口腔护理、翻身、晨晚间护理、静脉操作时观察有无出血。

（4）进行吸痰、叩背、约束、动静脉穿刺等操作时动作轻柔，避免诱发出血。

（5）监测患者生命体征，如患者出现心率快、血压低或者尿量减少等，提示患者可能出现有效循环血容量降低，可能出现出血。

（6）根据化验结果有针对性地为患者输注凝血因子、纤维蛋白酶原、凝血酶原复合物、血小板等成分血。输入血液制剂时应使用输血器，按要求混合均匀，不应剧烈震荡血液制品。输注血小板时，应在双人核对后尽快输注，防止有效成分失效。

（7）若患者突然出现头痛、视力模糊、呼吸急促、喷射性呕吐甚至昏迷，双侧瞳孔变形不等大、对光反射迟钝，则提示有颅内出血。一旦发生应及时与医生联系并积极配合抢救：即去枕平卧，头偏向一侧；随时吸出呕吐物，保持呼吸道通畅；吸氧；迅速建立两条静脉通道，按医嘱快速静滴或静注 20% 甘露醇、50% 葡萄糖溶液、地塞米松、呋塞米等，以降低颅内压，同时进行输血或成分输血；停留尿管；观察并记录患者的生命体征、意识状态及瞳孔、尿量的变化，做好重病交接班。

（8）加强沟通，耐心解释与疏导。关心患者，营造良好的住院环境，建立良好互信的护患关系，促进病友与家属间的相互支持与帮助，尽可能避免不良刺激的影响。

2. 有血栓形成倾向患者的护理

（1）遵医嘱正确配置和应用有关药物，尤其抗凝药的应用，如肝素。肝素的主要不良反应是出血，在治疗过程中要注意观察患者的出血状况，监测各项实验室指标，如凝血时间、凝血酶原时间、活化部分凝血活酶时间。其中活化部分凝血活酶时间为应用肝素最常用的临床监测指标，使其较正常参考值延长 60%~100% 为最佳剂量。若肝素过量导致出血，可采用鱼精蛋白静注，1mg 鱼精蛋白可中和 1mg 肝素（肝素剂量 1mg=128U）。

（2）严密观察病情变化，定时监测患者的生命体征、神志和尿量变化，记录 24h 出入量；观察皮肤的颜色、温度和湿度；有无皮肤黏膜和重要器官栓塞的症状和体征，如肺栓塞表现为突然胸痛、呼吸困难、咯血；脑栓塞引起头痛、抽搐、昏迷等；肾栓塞可引起腰痛、血尿、少尿或无尿，甚至发生急性肾衰竭；胃肠黏膜出血、坏死可引起消化道出血；深静脉栓塞可表现为患肢肿胀、疼痛、皮温增高等；皮肤栓塞可出现手指、足趾、鼻、颈、耳部发绀，甚至引起皮肤干性坏死等。此外，应注意原发病的观察。

（三）血生化值异常

1. 血钾异常

（1）血钾低。

1）恢复血清钾浓度：减少钾丢失，遵医嘱给予止吐、止泻等治疗，以减少钾的继续丢失。

2）遵医嘱补钾：尽量口服补钾：常选用 10% 氯化钾或枸橼酸钾溶液口服，同时鼓励患者多进食含钾丰富的食物，不能口服，如昏迷或术后禁食者、病情较重者，则考虑 10% 氯化钾溶液稀释后静脉滴注；补钾不宜过早：每小时尿量＞40mL 或每日尿量＞500mL 时方可补钾，以免钾在体内蓄积而引起的高钾血症；浓度不宜过高，静脉补钾时，浓度不宜超过 0.3%；速度不宜过快，成人静脉补钾的速度不宜超过 60 滴 / 分，严禁直接静脉注射氯化钾溶液，以免血钾突然升高导致心搏骤停；总量不宜过多：可根据血清钾降低程度，每日补钾 40~80mmol（以每克氯化钾相当于 13.4mmol 钾计算，每日约需补充氯化钾 3~6g）。

3）病情观察：补钾过程中，密切观察精神状态、肌张力、腱反射、胃肠道功能等变化，动态监测血清钾浓度。快速补钾或补钾量大时应进行心电监护，以保证患者的安全。

4）健康教育：长时间禁食或进食不足，以及近期有呕吐、腹泻、胃肠道引流者，应注意定期监测血清钾浓度并及时补钾。

（2）血钾高。

1）恢复血清钾浓度：指导患者停用含钾药物，避免进食含钾量高的食物；遵医嘱用药（如葡萄糖酸钙、碳酸氢钠、葡萄糖、胰岛素、呋塞米和离子交换树脂等），以对抗心律失常及降低血钾水平；透析患者做好透析护理。

2）并发症的护理：严密监测患者的生命体征、血清钾及心电图改变，一旦发生心律失常应立即通知医生积极协助。如发生心搏骤停，立即实施心肺复苏。

3）健康教育：告知肾功能减退或长期使用保钾利尿药的患者，应限制含钾食物或药物的摄入，定期监测血清钾浓度，以免发生高钾血症。

2. 血钠异常

（1）血钠低。

1）补液种类：缺钠较重者，为了迅速提高其细胞外液的渗透压，并避免输入过多液体，可输注浓氯化钠溶液（3%~5% NaCl）；重度缺钠并出现休克者，可先输晶体溶液（如复方乳酸、氯化钠溶液、等渗盐水等），再输胶体溶液（如右旋糖酐 –70、血浆等）以补足血容量，最后输高渗盐水以恢复细胞外液的渗透压。

2）输液速度：输入高渗盐水时，应严格控制滴速，不超过 100~150mL/h。

3）补钠量：需补钠量 =［正常血钠值（mmol/L）– 测得血钠值（mmol/L）］× 体重（kg）×0.6（女性为 0.5），17mmol Na^+ 相当于 1g 钠盐。此公式仅作为补钠安全剂量的估算。一般当日先补充缺钠量的 1/2 以解除急性症状，其余 1/2 量在第 2 日补充。如将计算的补钠总量全部快速输入，可能会造成血容量过多，对心功能不全者将非常危险。此外，仍需补给每日氯化钠正常需要量 4.5g。

（2）血钠高。

1）一般护理：鼓励患者多饮水，留置鼻胃管或鼻肠管患者可通过鼻饲补液。不能饮水者，鼓励患者漱口，做好口腔护理。

2）静脉补液：遵医嘱静脉输注 5% 葡萄糖溶液或 0.45% 氯化钠溶液补充已丧失液体。补液量的估算方法有 2 种：一是根据临床表现估计失水量占体重的百分比，按液体丢失占体重的 1%，补液量为 400~500mL 计算；二是根据血清钠浓度计算，补水量 =［血清钠测定值（mmol/L）– 血清钠正常值（mmol/L）］× 体重（kg）×4。计算所得的补液量不宜在当日全部输入，可一般可 2d 内补完。此外，还需每日补充正常需要量 2000mL。在补液过程中应注意监测血清钠浓度的动态变化。

3. 血钙异常

（1）血钙低。

1）监测血清钙：了解血清钙的动态变化，发现异常及时通知医生。

2）遵医嘱补钙：可用 10% 葡萄糖酸钙 10~20mL 或 5% 氯化钙 10mL 静脉注射，必要时 8~12h 后重复使用，需长期治疗者可口服钙剂和维生素 D。静脉注射钙剂时避免局部渗漏，速度宜慢，以免引起低血压或心律不齐。需长期口服补钙者指导其正确用药。

3）防止窒息：严重低钙血症可累及呼吸肌，注意观察呼吸频率及节律，做好气管切开的准备。

（2）血钙高：动态监测血清钙浓度变化；遵医嘱补液及用药；指导患者采取低钙饮食，多饮水，多食粗纤维食物，以利于排便；便秘严重者，给予导泻或灌肠。

4. 血氯异常：血氯结果异常应在结合其他检验结果的基础上采取相应护理措施。

5. 血糖异常

（1）血糖低。

1）急救护理：一旦确定患者发生低血糖，应尽快给予糖分补充，解除脑细胞缺糖症状。意识清楚者，口服 15~20g 糖类食品（葡萄糖为佳）。意识障碍者给予 50% 葡萄糖溶液 20~40mL（静脉注射）或胰高血糖素 0.5~1.0mg 肌内注射。同时了解低血糖发生的诱因，给予健康指导，以避免再次发生。

2）病情观察：每 15min 监测血糖 1 次。血糖仍 ≤3.9mmol/L，再给予葡萄糖口服或静脉注射。血糖 >3.9mmol/L，但距离下一次就餐时间在 1h 以上，给予含淀粉或蛋白质的食物。血糖仍 ≤3.0mmol/L，继续给予 50% 葡萄糖溶液 60mL 静脉注射。意识恢复后，监测血糖 24~48h。

（2）血糖高。

1）一般护理：饮食护理，糖尿病患者饮食控制是基本治疗原则之一，应根据患者的体重、血糖计算碳水化合物、蛋白质、脂肪的摄入量，补充水分和维生素；对症护理，按护理常规对症护理，同时加强基础护理；心理护理，患者可产生紧张焦虑心理，对血糖的控制不利，应安慰患者，迅速纠正水、电解质及酸碱失衡、高血糖的状况，使患者病情趋于稳定；健康教育，加强患者对糖尿病防治知识的宣教，使患者对糖尿病有正确的认识。

2）用药护理：遵医嘱使用胰岛素，在治疗过程中监测血糖，并根据血糖下降水平及血糖下降速度调整胰岛素用量。

3）急救护理：当患者出现糖尿病酮症酸中毒时，应做好以下急救护理。

静脉补液：补液是抢救糖尿病酮症酸中毒的首要关键措施。若血压正常或偏低，血钠 <150mmol/L，静脉输入 0.9% 氯化钠注射液，发生休克者，还可间断输血浆或全血；若血压正常，血钠高于 150mmol/L，或伴有高渗状态，可开始时就使用低渗液体；血糖降至 13.9mmol/L 以下，改用 5% 葡萄糖注射液。补充量及速度视失水情况而定，一般按体重的 10% 估计输液量。补液按先快后慢的原则进行，前 4h 补充总量的 1/4~1/3，前 8~12h 补充总量的 2/3，其余量在 24~48h 补足。补液途径以静脉为主，辅以胃肠内补液。

应用胰岛素：遵医嘱应用胰岛素静脉滴注或小剂量静脉推注，每小时胰岛素用量 0.1U/kg。

保证通气：保持气道通畅和供氧，吸氧 4~6L/min，维持 PaO_2 >75mmHg。

完善检验：及时抽取血标本送检各项化验，如血糖、血酮体、血 pH 值等，必要时进行血气分析或血浆渗透压检查。同时采集标本，记录尿量，并送检尿糖、尿酮、尿常规。昏迷患者导尿后留置导尿管，记录每小时和24h尿量，并可按需取尿检查尿糖和尿酮的变化。

严密观察：严密观察体温、脉搏、呼吸、血压、神志的变化，低血钾的患者应做心电图检测，留置胃管减压患者应记录胃液量及胃液颜色等变化，准确记录出入量，为疾病的转归、疗效的判断提供依据。

6. 肌酐异常

（1）透析护理：结合肾脏替代治疗指征，遵医嘱启动透析治疗，有效控制血液药物浓度、减少毒素蓄积、清除体内过多水分和维持营养需求。

（2）减少肾的进一步损伤：明确诊断之后，清除或限制任何可加重肾衰竭病程恶化的因素，进一步的干预和检查应与病史和疾病表现相关，应做好以下几个方面。进一步的血管内液体复苏（尽管处于少尿、无尿阶段），并通过应用正性肌力药物、血管收缩药物恢复患者血压；检查并明确是否存在泌尿系统堵塞，如果有应及时去除；避免应用影像放射增强剂；停止或限制使用任何肾毒性药物，应用肾毒性较小的抗生素治疗感染。

（3）液体平衡：减少液体摄入，阻止血管超负荷和组织水肿，直到肾功能开始恢复或肾替代治疗启动。

（4）调节酸碱、电解质平衡：监测并及时处理电解质、酸碱平衡失调，监测血清钾、钠、钙等电解质的变化，密切观察有无高钾血症、低钙血症的征象，同时限制钠盐摄入。

（四）血气结果异常

应在判断酸碱平衡失调类型的基础上给予相应护理措施。

1. 代谢性酸中毒的护理措施

（1）病情观察：加强对患者生命体征、动脉血气分析、血清电解质等指标的监测，及时发现高钾血症、代谢性碱中毒等并发症，及时通知医生并配合治疗。

（2）用药护理。

1）补充碱剂：常用5%碳酸氢钠溶液，乳酸钠也可用于治疗代谢性酸中毒，但肝功能不良或乳酸酸中毒时不宜使用；一般主张在动脉血气分析监测下，根据患者的 HCO_3^- 分次补碱，补碱量宜小不宜大，首次剂量100~250mL；5%碳酸氢钠溶液为高渗性液体，静脉输注速度不宜过快，以免导致高钠血症和血浆渗透压升高；周围静脉注射时，若局部出现疼痛、肿胀，应立即更换注射部位，局部用50%硫酸镁溶液进行湿热敷，以免引起局部软组织坏死。

2）补钙和补钾：代谢性酸中毒使血 Ca^{2+} 增多，酸中毒纠正后 Ca^{2+} 减少，可因低钙血症引起手足抽搐、惊厥和神志改变，应及时补充葡萄糖酸钙；过快纠正酸中毒时大量 K^+ 从细胞外移回细胞内，易引起低钾血症，应注意适当补钾。

（3）口腔护理：指导患者养成良好的卫生习惯，用漱口液清洁口腔，避免黏膜干燥、损伤。

2. 代谢性碱中毒的护理措施

（1）病情观察：定期监测患者的生命体征、意识状况、动脉血气分析及血清电解质等，及时发现低钾血症、低钙血症等并发症，遵医嘱正确补充钾或钙。

（2）用药护理：将 1mol/L 盐酸 150mL 溶入 1000mL 生理盐水或 5% 葡萄糖溶液中，配制成稀释盐酸溶液（浓度为 0.15mol/L）；稀释盐酸溶液应经中心静脉导管输注，严禁经周围静脉输入，以防渗透导致皮下组织坏死；输注速度不宜过快，应缓慢滴入（20~50mL/h），每 4~6h 重复监测动脉血气分析及血清电解质，根据检查结果调节输注速度，以逐步纠正碱中毒。

3. 呼吸性酸中毒的护理措施

（1）病情观察：持续监测呼吸频率、深度和呼吸肌运动情况以评估呼吸困难的程度，定期监测生命体征、动脉血气分析、血清电解质等。

（2）改善通气：解除呼吸道梗阻，促进排痰，控制感染，扩张小支气管；协助医生进行气管插管或气管切开，并做好相应护理；呼吸机辅助通气者，注意调节呼吸机的各项参数，严格执行呼吸机使用的护理常规。

（3）持续给氧：给予低流量持续给氧，注意浓度不宜过高，以免减弱呼吸中枢对缺氧的敏感性而导致呼吸抑制。

4. 呼吸性碱中毒的护理措施

（1）病情观察：应定期监测生命体征、意识状况、动脉血气分析、血清电解质等。若出现手足抽搐应及时补钙。

（2）维持正常的气体交换形态：指导患者深呼吸，教会患者使用纸袋呼吸的方法。如因呼吸机使用不当造成呼吸性碱中毒，应立即调整呼吸机参数。

参考文献

[1] 检验危急值在急危重病临床应用的专家共识组. 检验危急值在急危重病临床应用的专家共识 (成人) [J]. 中华急诊医学杂志, 2013, 22(10): 1084–1089.

[2] 尤黎明, 吴瑛. 内科护理学(第5版)[M]. 北京: 人民卫生出版社, 2013.

[3] 李庆印, 左选琴, 孙红. ACCCN重症护理(第3版)[M]. 北京: 人民卫生出版社, 2019.

[4] 李庆印, 陈永强. 重症专科护理[M]. 北京: 人民卫生出版社, 2018.

[5] 李乐之, 路潜. 外科护理学(第6版)[M]. 北京: 人民卫生出版社, 2017.

[6] 孙红. 重症医学科护理工作指南[M]. 北京: 人民卫生出版社, 2016.

第八节 微生物检验识别与护理应对

有效控制感染是防止出现更多健康隐患的关键，在实施监控和预防计划的基础上，能有效降低医院获得性感染发生率。通常情况下，血培养、脑脊液显微镜检查和培养、尿培养、抗酸染色等结果提示阳性后，应进行对症处理，同时落实基于传播的预防措施阻止细菌传播至易感者。

一、危急信号评估

 要点

血液、体液细菌培养阳性，多重耐药菌阳性

微生物检验危急值报告项目见表 3-2。

表 3-2 微生物检验危急值报告项目

检测项目	报告界限
血培养	阳性
脑脊液培养	阳性
抗酸培养	阳性
抗酸染色	阳性
产超光谱 β 内酰胺酶阳性耐药菌（ESBL+）	阳性
疟原虫涂片	首次检出
幼稚细胞	首次检出
无菌体液革兰染色	阳性
法定传染病	首次检出

二、应急处理

☑ **要点**

标准预防、合理应用抗生素、支持治疗

（一）遵医嘱进行抗感染治疗

抗感染治疗十分重要，对患者预后起决定性作用，延迟或不适当的抗生素治疗可使重症感染患者的病死率明显升高。治疗原则主要包括以下几点。

1. 遵医嘱尽早进行恰当的抗生素治疗。

2. 动态监测培养和药敏结果，及时调整为有针对性的窄谱抗生素。

3. 根据抗生素药动学特点，按时、足量给药，并提倡个体化用药。

（二）支持治疗

1. 机械通气治疗：重症肺炎会引起严重的呼吸衰竭，需运用机械通气辅助治疗，包括无创通气、有创通气。通气方式应根据患者的神志、分泌物情况、呼吸肌疲劳程度、缺氧程度等因素而定。

2. 循环支持治疗：严重感染可导致患者出现感染性休克，应进行充分的液体疗法，尽早达到复苏目标，即中心静脉压 8~12mmHg，平均动脉压 ≥ 65mmHg。

3. 其他重要器官功能的监护治疗：重症感染可导致呼吸、循环、血液等多系统功能受到损害，治疗期间应密切监测患者机体各器官功能状况，持续监测重要生命体征，一旦出现病情变化，迅速给予有效的支持治疗措施。

4. 营养支持治疗：重症感染患者热量消耗大，应注重加强营养支持。疾病早期分解代谢亢进，建议以补充生理需要量为主。病情逐渐稳定后则需根据患者体重代谢情况充分补充热量及蛋白，有利于病情恢复。

（三）多重耐药菌感染实施接触隔离

严格落实医院感染标准防护措施，妥善处理患者物品和医疗废物。

三、观察与护理

☑ **要点**

院感防控、正确给药、基础和专科护理、预防并发症

（一）常见耐药菌感染的控制与护理

患者一旦确诊耐甲氧西林金黄色葡萄球菌、抗万古霉素肠球菌、凝固酶阴性葡萄球菌、铜绿假单胞菌、不动杆菌等耐药菌感染，应及时隔离以减少交叉感染。通过有效的感染预防和控制措施，遵医嘱进行抗微生物药物干预，不断降低抗菌药物的耐药性。

1. 首选单间隔离，也可同种病原同室隔离，不可与气管插管、深静脉留置导管、有开放伤口或者免疫功能抑制患者安置同一房间。如无条件单间隔离时，考虑床边隔离。当感染患者较多时，应保护性隔离未感染者。

2. 患者一览表有接触隔离标识；病室门口挂接触隔离标识，防止无关人员进入。实施床边隔离时，在床档上挂接触隔离标识，诊疗护理顺序为优先其他患者，再耐药菌感染患者。

3. 减少人员出入，医护人员相对固定，专人诊疗护理。

4. 严格遵循手卫生规范。实施手卫生的五大时刻：清洁和无菌操作之前；可能接触患者体液之后；接触患者之后；接触患者周围环境之后；脱掉手套之后。在执行伤口包扎、静脉置管、导尿技术、中心静脉置管等无菌操作时，严格采用标准无菌技术，包括标准的手卫生、无菌区、非无菌或无菌手套等。

5. 严格执行标准预防。诊疗护理患者时，除带帽子、口罩外，有可能接触患者的血液、体液、分泌物、痰液、粪便时应戴手套；可能污染工作服时穿隔离衣；可能产生气溶胶的操作时，应戴标准外科口罩和防护镜或防护面罩。

6. 加强诊疗环境的卫生管理。患者接触的物体表面、医疗设施表面每班进行清洁和擦拭消毒，抹布、拖把专用，使用后进行消毒处理。出现或者疑似有多重耐药菌医院感染暴发时，应增加清洁和消毒频次。被患者血液、体液污染之处应立即消毒。不能专用的物品如轮椅、担架等，应每次使用后清洗、消毒处理。

7. 标本需用防渗漏密闭容器运送。

8. 加强医疗废物管理。锐器置入锐器盒，其余医疗废物均放置双层黄色垃圾袋中，置入转运箱并规范运送至医院医疗废物暂存地。

9. 患者转诊之前应通知接诊科室，以便采取相应的接触隔离预防措施。

10. 患者临床症状好转或治愈，且连续 3 次培养阴性（每次间隔 > 24h）方可解除隔离。患者出院后做好终末消毒处理。

11. 多重耐药菌感染的患者进行手术时，手术医生必须在手术通知单上注明，手术结束后按规定进行严格的终末处理。

12. 如果采取以上控制措施，但传播仍然继续时，该病区应暂停收治患者，对环境进行彻底清洁、消毒与评估。

（二）防控呼吸道感染

1. 保持室内适宜的温度和湿度，注意消毒隔离，保持口腔清洁，定时翻身、叩背和吸痰，保持呼吸道通畅，呕吐时防止误吸。

2. 呼吸机相关性肺炎有效预防策略

（1）尽可能避免气管插管或气管切开，如果预计患者需要 >2 周的人工气道和呼吸支持，应尽早改为气管切开。

（2）无禁忌证的情况下将床头抬高 30°~45°，在协助患者翻身、床旁检查等操作后，及时检查床头抬高角度是否恢复；抬高床头后可将床尾稍抬高，注意保护患者皮肤；每 2h 改变 1 次患者体位，实施有效拍背或震动排痰，以利于肺部痰液引流；鼓励并协助患者早期下床，对于下床困难的患者，可指导其进行床上下肢锻炼。

（3）如病情允许，实施最小化镇静策略，每日早晨暂停使用镇静药物，观察患者是否可耐受唤醒试验；如患者可耐受唤醒试验，在其配合医生行自主呼吸试验的过程中观察自主呼吸功能；自主呼吸试验过程中，密切观察患者的意识状态、呼吸频率、心律、血压、血氧饱和度及血气分析变化，如耐受，可协助医生试行脱机；脱机困难且没有禁忌证的患者，可进行吹气球、缩唇呼吸等抗阻力呼吸肌训练（膈肌、肋间肌）。

（4）采用多种形式提高手卫生依从性。

（5）气管导管气囊压力保持在 25~30cmH$_2$O，以防止病原体侵入下呼吸道，每 8h 监测 1 次气囊压力并记录。翻身、拍背、咳嗽、咳痰等操作后，及时监测并调整气囊压力，避免因体位改变造成气囊压力变化。气囊测压表专人专用，以防止交叉感染。

（6）预防微误吸。预计插管时间 >72h 的患者，使用具备声门下分泌物引流装置的气管导管或气管切开套管，以减少气管导管气囊上方分泌物的积聚。根据患者具体情况，选择间断或持续声门吸引方式，负压为 100~150mmHg，避免造成气管黏膜损伤。持续管饲患者每 4h 监测 1 次胃残余量，胃残余量 >200mL 时应增加监测频次或与医生沟通调整喂养速度。按需吸痰，操作前给予充分氧合，操作过程中严密监测血压及颅内压，如果出现较大的生命体征波动则应停止吸痰。吸痰顺序依次为口腔、气囊上方、气道，以减少吸痰过程中气囊压力变化导致的微误吸。在移动或拔除气管导管前要确认气囊上痰液已经清除。

（7）减少设备污染。可重复使用的呼吸设备应该采用蒸汽或者低温消毒灭菌，并在有效期内使用。未被污染的可重复及一次性使用呼吸机管路应至少 7d 更换 1 次，有肉眼可见的污染或功能异常时应及时更换。每周更换加热湿化器。呼吸机管路位置应低于人工气道，使用支架保持其在正确位置和恰当的弯曲。随时检查呼吸机管路内有无冷凝水积聚，积水杯内冷凝水应小于容积的 1/3。在改变患者体位前，清除呼吸机管路内的冷凝水。吸痰时使用一次性无菌弯盘盛灭菌注射用水试吸，开封后灭菌注射用水及吸痰罐每24h更换。尽可能减少呼吸机管路的中断，采用封闭吸痰技术。

（8）减少消化道微生物定植。若无禁忌证，经口气管插管优于经鼻气管插管，可避免诱发鼻窦炎。严格遵循口腔护理操作流程，每4~6h清理1次口咽分泌物，减少牙菌斑定植。吸痰前避免将任何溶液注入气管导管，以减少细菌移位。应用胃黏膜保护药，如硫糖铝。

（9）撤机拔管后48h内，仍有呼吸机相关性肺炎发生风险，应坚持以上措施，做好序贯护理。

（10）定期对医护人员进行培训，内容包括呼吸机相关性肺炎流行病学、感染控制规范、新型材料与技术应用等；持续进行强化培训和考核，以提高医护人员认知。

（三）防控泌尿系统感染

1. 严格掌握留置导尿的指征（如时间较长的手术、需监测尿量等），每天评估留置导尿的必要性，缩短留置导尿的时间，减少导尿管相关尿路感染的风险。需长期导尿者，宜行耻骨上膀胱造瘘术。

2. 根据患者年龄、性别、尿道情况等选择合适型号、材质的导尿管，置管时严格执行无菌技术，妥善固定。

3. 当患者疑似导尿管相关尿路感染，需抗菌药物治疗前应先更换导尿管，并留取尿液进行微生物病原学检测。

4. 留置导尿期间应保持引流装置密闭及尿液引流通畅，集尿器应始终低于膀胱水平，避免接触地面或直接置于地上。无菌状态一旦被打破、接头（连接）处断开或尿液漏出，应使用无菌方法更换导尿管的引流装置。

5. 日常护理。每班次观察导尿管及其引流装置的固定情况、完整性、密闭性及通畅性，引流液的情况，尿道口及其周围皮肤黏膜的情况，并评估留置导尿管的必要性，及时拔除不必要的导尿管。对留置导尿管的患者，只需每天洗澡或使用清水、生理盐水、肥皂水清洗尿道口周围区域和导尿管表面，以保持局部清洁。不常规使用抗菌溶液、乳霜或软膏清洁消毒尿道口、会阴区和导管表面。

6. 留置导尿管期间，不常规进行膀胱冲洗。因治疗需要进行膀胱冲洗时，严格无菌操作，保持引流系统呈密闭状态。

7. 使用无菌技术留取尿液标本，留取少量标本进行微生物病原学检测时，消毒导尿管后使用无菌注射器抽取尿液标本并送检，留取大量尿标本时可采用无菌方法从引流袋中获取。

8. 定期对医护人员进行有关导尿管置入、维护及拔除的技术操作方面的培训，确保护理人员在工作中能有效识别导尿管相关尿路感染的危险因素，并在临床工作中实施预防与控制的相关措施。

（四）防控中央导管相关性血流感染

1. 护理人员在中央导管置管、更换敷料前后、采血前后、日常使用导管给予静脉用药前后、冲管封管前后和拔管等操作时严格执行手卫生。

2. 在进行中央导管置管时使用最大无菌屏障，操作人员及助手都需要戴无菌手套、穿无菌手术衣、戴口罩和帽子，予患者全身覆盖无菌巾，使用无菌薄膜包裹 B 超探头。

3. 根据治疗需要、血管条件、年龄、基础疾病、输液治疗史及患者意愿等情况，选择材质、类型适宜的导管，使用能满足患者治疗需要的最少端口或管腔数量的 CVC、PICC 等，避免在有皮肤损伤或感染部位置管。

4. 使用合格的皮肤消毒剂进行穿刺、维护，宜选用 2% 葡萄糖醇氯己定溶液、有效碘浓度不低于 0.5% 的碘伏、2% 碘酊溶液和 75% 乙醇。进行皮肤消毒时，消毒范围应大于敷料面积（PICC 置管时应以穿刺点为中心消毒皮肤，直径≥20cm），消毒后须充分待干。

5. 推荐使用无缝线固定装置，减少中心静脉导管感染的风险。每次更换敷料时，需评估导管固定装置的完整性。

6. 每日评估穿刺点周围皮肤有无发红、触痛、肿胀、渗血、渗液，导管是否通畅及导管体外部分的长度。如果敷料出现潮湿、松散或污染，应在重新进行皮肤消毒及导管维护后覆盖新的敷料。每日评估留置导管的必要性，尽早拔除不再使用或存在不能解决并发症的中央导管。

7. 在洁净的环境中完成静脉药物的配制和使用，配制过程应严格遵守无菌操作。

8. 连接输液装置前，应对无针输液接头进行消毒。如发现无针输液接头中有血液等其他残留物，接头或其他附加装置被取下并怀疑污染时，应立即更换无针输液接头。

9. 不常规使用中央静脉导管采集血标本，仅限于外周静脉不存在穿刺点或需要对导管相关血流感染进行诊断时，可从中央静脉导管采集血标本。

10. 实施静脉治疗护理操作的应为注册护士，并定期参加静脉治疗所需的专业知识及技能培训。

（五）防控中枢神经系统感染

1. 遵医嘱按时、足疗程实施抗菌药物治疗，首次给药后监测血药谷浓度，用药过程中观察是否出现药物不良反应。

2. 中枢神经系统感染并发症包括癫痫发作、缺血性卒中、脑积水、硬膜下积脓、脑脓肿及静脉窦血栓形成等，应采取以下治疗及护理措施。

（1）监测颅内压，配合医生采用引流及渗透性脱水控制颅内压。

（2）中枢神经系统感染极易引起癫痫发作，护理人员应做好癫痫急救准备。

（3）注意监测电解质情况，若出现水、电解质、酸碱平衡紊乱应及时纠正。

（4）监测下丘脑垂体及靶腺激素水平，出现低下及时遵医嘱补充纠正。

3.密切关注患者全身情况，需对患者加强全身营养支持，给予充分能量和蛋白质，避免低蛋白血症和营养不良，适当给予免疫调节辅助治疗，避免免疫功能低下和抑制，维护脏器功能稳定。

4.脑脊液漏患者预防脑脊液逆流

（1）严禁堵塞、冲洗、滴药入鼻腔和耳道，脑脊液鼻漏者，严禁经鼻腔置管（胃管、吸痰管、鼻导管）、严禁行腰椎穿刺。

（2）避免用力咳嗽、打喷嚏和擤鼻涕，避免挖耳、抠鼻。

（3）避免屏气排便，以免鼻窦或乳突气房内的空气被压入颅内，引起颅内感染。

参考文献

[1] 中国医学会神经外科学分会，中国神经外科重症管理协作组. 中国神经外科重症患者气道管理专家共识(2016)[J]. 中华医学杂志, 2016, 96(21): 1639–1642.

[2] 夏欣华, 张紫君, 王宇霞, 等. 预防呼吸机相关性肺炎集束化护理方案的构建[J]. 中华护理杂志, 2021, 56(03): 353–359.

[3] 李秀华, 吴欣娟. 导管相关感染防控最佳护理实践专家共识[M]. 北京: 人民卫生出版社, 2018.

[4] 李庆印, 陈永强. 重症专科护理[M]. 北京: 人民卫生出版社, 2018.

[5] 李乐之, 路潜. 外科护理学(第6版)[M]. 北京: 人民卫生出版社, 2017.

[6] 李庆印, 左选琴, 孙红. ACCCN重症护理(第3版)[M]. 北京: 人民卫生出版社, 2019.

[7] 中国医师协会神经外科医师分会神经重症专家委员会, 北京医学会神经外科危重症组. 神经外科中枢神经系统感染诊治中国专家共识(2021版)[J]. 中华神经外科杂志, 2021, 37(01): 2–15.

[8] 侯希炎, 朱翔, 余长智, 等. 急危重症救治精要[M]. 福州: 福建科学技术出版社, 2019.

第九节　血药浓度危急值识别与护理应对

对于治疗指数安全范围窄、毒副作用强的药物，有必要进行血药浓度的监测。尤其呈零级动力学消除的药物，其有效量与中毒量十分接近，必须监测。如苯妥英钠，当机体对其消除能力达饱和时，任何微小剂量的增加都可引起血药浓度的骤增而致中毒。当报告血药浓度危急值后，应及时调整用药剂量或停药，并进行对症处理。

一、危急信号评估

药物血药浓度监测达到的谷浓度值

血药浓度监测的品种与危急值见表 3-3。

表 3-3　血药浓度监测的品种与危急值

检测项目	危急值
他克莫司	谷浓度＞20ng/mL
环孢素	谷浓度＞500ng/mL
苯妥英钠	谷浓度＞20μg/mL
霉酚酸	谷浓度＞15μg/mL
茶碱	谷浓度＞20μg/mL
丙戊酸钠	谷浓度＞150μg/mL
卡马西平	谷浓度＞12μg/mL
西罗莫司	谷浓度＞20ng/mL
甲氨蝶呤	用药 24h 后谷浓度＞10μmol/L 用药 48h 后谷浓度＞1μmol/L 用药 72h 后谷浓度＞0.1μmol/L

二、应急处理

立即停或减药、特异性解毒剂、促代谢／排泄

在报告血药浓度危急值后，医务人员应立即上报危急值，同时采取以下措施并在病程中记录。

1. 及时遵医嘱立即停用或调整用药剂量。

2. 观察患者身体状况，如患者出现身体不适应立即采取解除身体不适症状及促进药物代谢的治疗措施。

3. 必要时进行相关实验室检测，如肝肾功能、血液系统指标、电解质情况等，密切观察患者生命体征。

三、观察与护理

 要点

密切监测生命体征及病情、动态监测化验指标、对症处理

（一）他克莫司中毒

他克莫司不良反应主要有心血管、神经、泌尿、内分泌、消化及血液等系统反应，报告血药浓度危急值后应密切观察患者生命体征。

1. 定期监测血压和心电图，如出现心肌肥厚或明显的心脏不适，应减少剂量或停药。血压过高时遵医嘱给予口服降压药及对症处理。

2. 用药中如出现较为严重的神经系统不良反应，应减量或停药并给予对症处理。

3. 他克莫司的肾毒性主要表现为血肌酐升高、尿素氮升高、尿量减少，严重者可出现肾衰竭。用药期间应监测肾功能、尿量，出现肾毒性应调整药量，必要时给予停药。

4. 观察是否出现消化系统反应，如腹泻、恶心、便秘、脱水、消化不良、胃肠出血、呕吐、体重和食欲改变等，并定期检查肝功能。如出现轻度的消化道症状，一般不需停药，给予对症处理即可。如出现肝功能明显异常，应停用本药改用其他免疫抑制药。

5. 定期检查血糖和电解质浓度，根据检查结果给予对症处理。

6. 观察是否出现关节痛、肌痛、下肢痛性痉挛等肌肉骨骼系统反应，支气管哮喘、呼吸困难等呼吸系统反应，以及贫血、凝血障碍性疾病、血小板减少、白细胞增多或减少、全血细胞减少等血液系统反应，给予对症处理，必要时调整剂量或改用其他免疫抑制药。

（二）环孢素中毒

1. 报告危急值后进一步检查相关实验室指标，如尿常规、血清肌酐、尿素、内生肌酐清除率和尿渗透压等，并根据肾功能及时给予相应处理。

（1）若肌酐值超过基线值 20%~30%，应反复测定以排除暂时性肾外源性肌酐增高的可能（如饮食影响等）。

（2）若肌酐值超过基线值的 30%，即使本值仍属正常范围，亦应将剂量降低25%~50%。

（3）若超过基线值的 50%，应将剂量减少 50%。如在 1 个月内，肌酐仍不降低，则停药。必须等肌酐恢复至剂量基础水平，或增加 10% 以内才可继续应用。

2. 当静脉快速给药时可引起急性肾毒性，轻者可有潮红及呕吐等表现，重者出现尿量迅速减少或无尿，血肌酐、尿素氮迅速地进行性升高，血钾升高，诱发心律失常，甚至心脏骤停。应密切监测患者生命体征，做好抢救准备。

3. 如出现转氨酶升高、疲乏无力、黄疸等，应给予护肝治疗，并嘱患者卧床休息，必要时调整用药剂量或停药。

4. 监测电解质指标，尤其是 K^+、Mg^{2+} 浓度，及时纠正电解质紊乱。嘱患者避免高钾饮食，避免与保钾药或含钾的药物合用。

5. 若出现神经系统反应，如震颤、感觉异常等，应及时给予心理安慰，告知患者不必惊慌，药物逐渐减量后症状可减轻或恢复。若出现脑病症状，给予停药并对症处理。

6. 监测血压变化，若出现高血压应将剂量降低 25%~50%，如减量后血压仍升高，应进一步降低剂量并联用抗高血压药，多数患者停用本药后血压可降至正常。

（三）苯妥英钠中毒

1. 应根据患者年龄、肝肾功能状态制定个体化用药方案，长期服用大剂量本药的患者要定期检查血药浓度。患有肝病时，本药与蛋白结合减少，代谢下降，应减少药量。烧伤患者血清蛋白浓度降低、失水，本药用量应减少。单核细胞增多症及非特殊性热病时，可增加本药清除率，可能需要增加剂量。

2. 静注时推注速度宜慢，注入速度不超过 50mg/min；老年人、重病和肝功能受损者，注入速度则应减慢到 2~3min 输注 50mg，以免发生不良反应或中毒反应。

3. 本药的有效量和中毒量十分接近，治疗血药浓度一般为 $10\mu g/mL$；$>20\mu g/mL$ 时，可发生眼球震颤；$>30\mu g/mL$ 时，可出现共济失调；$>40\mu g/mL$ 时，可致神经错乱；$>50\mu g/mL$ 时，可出现严重的昏睡，甚至昏迷。治疗中应注意观察和随访中枢神经或小脑中毒症状，如出现视物模糊、复视、幻觉、严重眩晕、嗜睡、眼球震颤、共济失调、协同动作障碍、整体外系运动功能障碍等，应立即停药并报告医生，及时处理。

4. 本药大剂量静脉注射或注射速度过快时，可导致房室传导阻滞、心动过缓、心血管性虚脱和呼吸抑制等。给药时，应注意监测血压和心电图，随时调整注射速度，并做好抢救准备。患者如出现眩晕及出汗，应立即停药，并监护血压至平稳。

5. 逾量中毒时应及时催吐或洗胃，针对中枢神经系统、呼吸系统或心血管系统抑制给予氧气、升压药和辅助呼吸，也可进行血液透析。

（四）霉酚酸中毒

1. 霉酚酸中毒可引起消化、血液、泌尿、内分泌、皮肤、心血管等系统的不良反应，根据不良反应的严重程度，可以分为轻、中、重度中毒。

（1）轻度中毒：出现常见的消化系统不良反应，如恶心、呕吐、腹泻和腹痛等。

（2）中度中毒：当使用霉酚酸时间较长或剂量较大时，出现血液、淋巴系统的不良反应，如贫血，白细胞减少和血小板减少症等。

（3）重度中毒：出现继发感染，或者诱发肿瘤如淋巴瘤、皮肤癌出现。

2. 霉酚酸中毒主要与使用剂量和时间有关，一般减量或者停药后好转。应根据患者特殊情况、胃肠道功能和肝肾功能状态制定个体化用药方案。注意促发或加重中毒的因素，同时警惕中毒先兆，当出现上述症状时，应考虑霉酚酸中毒，及时减量、停药。

（五）茶碱中毒

1. 本药静脉注射过快或血药浓度高于 20 μg/mL 时，可出现毒性反应，表现为心律失常、心率增快、肌肉颤动或癫痫。静脉注射过快还可引起一过性低血压或周围循环衰竭。当茶碱浓度超过 40 μg/mL 时，可出现发热、失水、惊厥等，严重者可引起呼吸及心跳停止而致死。

2. 当患者出现心动过速、心律失常等心血管不良反应时应高度警惕，立即做心电图检查并报告医生，停止给药，采取相应的对症措施：根据具体心律失常类型选用药物，如室性心律失常可用利多卡因，房性心律失常用维拉帕米或普罗帕酮等。

3. 用药过程中定期监测血清茶碱浓度，密切观察生命体征。一旦出现头痛、易激动、失眠发热、失水、惊厥等症状，甚至呼吸、心搏停止，应立即采取抢救措施。

（1）口服中毒者尽早洗胃，洗胃液可用 1:5000 高锰酸钾溶液；导泻，大量输液，应用利尿药促使毒物排泄。只要血清茶碱浓度＞40 μg/mL，或虽未达此水平但已出现不良反应，应立即采取该措施。

（2）当血清茶碱浓度＞40 μg/mL，且毒性反应严重危及生命者，可行血液透析、腹膜透析、树脂血液灌注。

（3）反复大剂量口服药用炭，初次用 40g，然后 2~3h 后服 20g，并于每次服用后加服 20% 山梨醇溶液 50~70mL，此法可使体内茶碱清除加快 1 倍。

（4）血清茶碱浓度＞25 μg/mL，或出现兴奋、烦躁不安、谵妄或惊厥时可用地西泮、苯巴比妥或苯妥英钠等镇静药。

4. 对症处理：肝功能损害用保肝药；血压降低、循环衰竭者应输液，并给予升压药；呼吸衰竭并脑水肿时，可进行机械通气，并给予脱水药。

（六）丙戊酸钠中毒

1. 用药期间需要进行血药浓度监测，同时密切观察生命体征，出现恶心、呕吐、眩晕、肌张力降低、反射减弱、瞳孔缩小、昏迷、代谢性酸中毒、呼吸功能障碍等药物过量表现时，应立即停药并采取相应措施。

（1）出现不良反应后应立即采取催吐、洗胃、渗透性利尿、辅助通气及其他支持治疗，注意尿排出量。

（2）静脉给予纳洛酮对抗丙戊酸钠中枢抑制作用，同时口服药用炭。

（3）严重中毒者需进行血液透析及血浆置换。

2. 治疗期间应每月进行肝功能及血常规检查，连续 3 次血清氨基转移酶的检验值均超过上限值，或出现视力障碍、黄疸、皮疹、长时间呕吐、腹泻及浅色粪便等症状时，应停药或更换药品。

（七）卡马西平中毒

卡马西平逾量中毒后可出现无尿、少尿或尿潴留、高（或低）血压、休克、恶心、呕吐、共济失调、手足徐动或偏侧投掷运动、抽搐（以儿童多见）、反射亢进、运动减少、瞳孔散大、震颤、呼吸抑制等症状，上述症状可在服药后 1~3h 出现，应立即采取相应措施。

1. 一次大量口服时，应立即催吐、洗胃、导泻。

2. 静脉补液，纠正循环衰竭，如出现高血压酌情使用降压药。

3. 有烦躁不安者，可给予巴比妥类药物（如过去一周内用过单胺氧化酶抑制药则不宜使用）。

4. 如有呼吸抑制者须紧急行气管插管，呼吸机辅助通气。

5. 用药期间注意随访监测全血细胞计数、尿常规、肝肾功能、心电图、眼部情况及卡马西平的血药浓度，如有异常应及时调整剂量，必要时停药。

（八）西罗莫司中毒

主要不良反应有心血管、消化、内分泌、血液、骨骼、肌肉、呼吸及泌尿生殖等多系统反应，当西罗莫司血药浓度＞15ng/mL，且患者出现上述 1 个或多个系统中毒表现时，即可诊断为西罗莫司中毒。当血药浓度＞20ng/mL 时，应及时上报该危急值，并进行对症处理。

1. 如血压升高应给予降血压治疗；如出现严重的心血管不良反应，应给予停药及对症处理。

2. 定期检查肝功能及观察消化系统不良反应，症状较轻者给予对症处理后，可继续用药，必要时给予减量或停药处理。

3. 观察是否出现血肌酐升高、水肿、高胆固醇血症、高脂血症、高（或低）钾血症、低磷酸血症、体重增加等内分泌系统不良反应，贫血、血细胞及血小板减少、白细胞增多、红细胞增多、血栓性血小板减少性紫癜等血液系统反应，关节疼痛、下肢痉挛、肌痛、骨质疏松、手足抽搐、骨坏死等骨骼、肌肉系统反应，头痛、失眠、震颤等神经系统反应，痤疮、皮疹等皮肤反应，泌尿系感染、蛋白尿、血尿、少尿、尿失禁、尿潴留等泌尿系统反应，给予对症处理，必要时适当调整治疗处方或停药。

4. 如出现呼吸道症状，包括胸痛、呼吸困难、咽炎等上呼吸道感染表现，以及支气管咳嗽、哮喘、鼻出血、鼻炎、支气管炎、肺气肿、肺不张、肺炎和胸腔积液等症状时，应行胸部 X 线检查及对症治疗，必要时调整治疗方案。

（九）甲氨蝶呤中毒

甲氨蝶呤的不良反应多为骨髓抑制、口腔及胃肠道黏膜溃疡和肝损害等，应及时予以对症处理：

1. 大剂量或长期小剂量口服本药后易引起明显骨髓抑制，严重的骨髓抑制可增加患者重症贫血、感染和出血的风险，危及生命。用药前应检查血象，本药禁用于骨髓抑制患者。用药期间要遵医嘱定期检查血象，初期为每周 2 次，出现骨髓抑制者根据病情需要随时进行。每次疗程结束后要复查骨髓象，了解化疗效果和骨髓抑制程度。应避免应用其他抑制骨髓的药物。一旦出现骨髓抑制，需加强贫血、感染和出血的预防、观察和护理，协助医生正确用药。

2. 对已发生口腔溃疡者应加强口腔护理，每天 2 次，并教会患者漱口液的含漱及局部溃疡用药的方法，一般情况下可选用生理盐水、复方硼砂含漱液等交替漱口，四氢叶酸钙（含漱与口服）对大剂量甲氨喋呤化疗引起的口腔溃疡效果显著。

3. 用药后如果出现严重黏膜溃疡、腹泻次数多、血便等，应停药并及时给予对症处理。如用药过量，应使用亚叶酸（叶酸）解毒，亚叶酸的剂量应等于或大于甲氨蝶呤的相对剂量，并尽快给药。亚叶酸可以在 12h 内静脉输注，剂量最高可达 75mg，然后每 6h 肌注 12mg，共给药 4 次。当本药常规剂量下已产生不良反应时，可给亚叶酸（一次 6~12mg，每 6h 肌内注射 1 次，共给药 4 次）。

4. 用药期间应观察患者有无黄疸，并定期监测肝功能。

参考文献

[1] 吴惠平, 李荣. 临床常用药物不良反应观察与护理[M]. 北京: 人民卫生出版社, 2012.

[2] 姜傥. 指标诊断学[M]. 北京: 科学出版社, 2019.

[3] 尤黎明, 吴瑛. 内科护理学 (第5版)[M]. 北京: 人民卫生出版社, 2013.

[4] 余守章, 岳云. 临床监测学[M]. 北京: 人民卫生出版社, 2005.

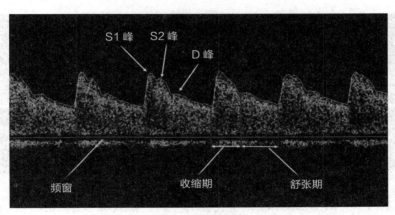

图 3-27　正常脑血流图谱

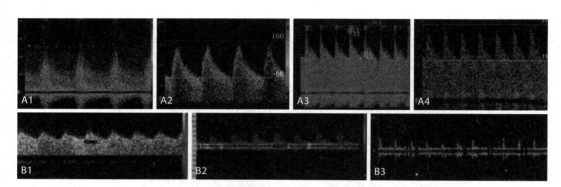

图 3-28　异常脑血流典型图谱

脑血流速度增快——A1：动脉狭窄；A2：代偿增快；A3：动静脉畸形供血动脉；A4：血管痉挛。

脑血流速度减慢——B1：狭窄后低流速搏动频谱；B2：狭窄前低流速高阻力频谱；B3：脑死亡钉子波。